Sztuka Pamiętania

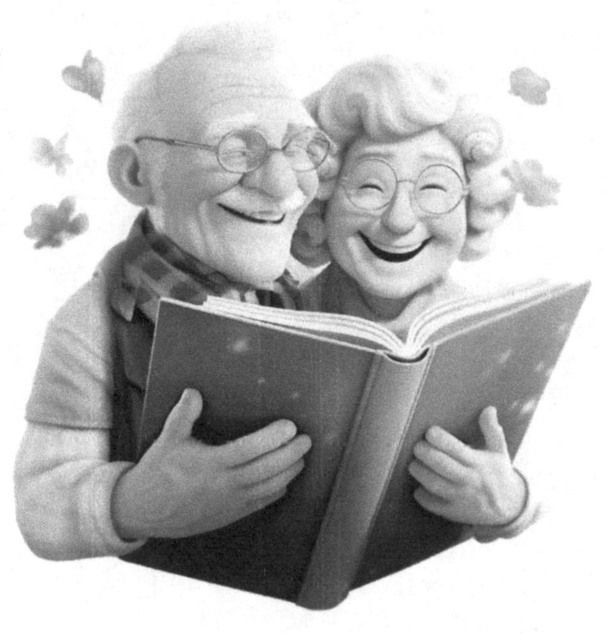

Sztuka Pamiętania

25 krótkich opowieści
aby pobudzić swoją pamięć

Alicja Walois

Sztuka Pamiętania
25 krótkich opowieści aby pobudzić swoją pamięć

Pierwsze wydanie 2024

Spis treści

Wstęp

Witaj w "Sztuce Pamiętania - 25 krótkich opowieściach, które pobudzają pamięć".

Ta książka to coś więcej niż zbiór opowiadań. Została stworzona dzięki wiedzy francuskiej profesjonalistki, która pracowała z osobami starszymi i ma 15-letnie doświadczenie w pracy z osobami po urazach czaszkowo-mózgowych.

Pamięć jest nieodłączną częścią naszego bytu, cennym kluczem, który otwiera drzwi do naszej przeszłości i wpływa na nasze rozumienie teraźniejszości. Jednak czasami pamięć może nam umknąć, zblaknąć lub stać się zamglona.

Ta książka, z wystarczająco dużymi znakami, by dostosować się do potrzeb seniorów, jest zaprojektowana, aby pomóc każdemu wzmocnić swoją pamięć. Krótkie historie, które zawiera, są starannie opracowane, aby przyciągnąć Twoją uwagę, pobudzić zmysły i rezonować z własnymi doświadczeniami życiowymi. Każda opowieść zaprasza Cię do zanurzenia się w fragmenty życia, w codzienne chwile, z którymi każdy może się utożsamić.

Ponadto te historie zawierają szczegółowe opisy sensoryczne, które mają na celu wzmocnienie Twojej pamięci poprzez immersję multisensoryczną.

Na końcu każdego opowiadania znajdziesz małą ilustrację związane z kluczowym momentem historii, cenny element wspomagający przywołanie tekstu. Oraz kilka pytań, czy to związanych z tekstem, aby przetestować Twoją pamięć krótkotrwałą, czy związanych z własnym doświadczeniem życiowym, aby aktywować Twoją pamięć epizodyczną i nawiązać osobiste powiązania z opowieścią.

Czy chcesz utrzymać swoją pamięć w dobrej formie, przeciwdziałać skutkom starzenia się, czy po prostu ćwiczyć swoją pamięć, "Sztuka Pamiętania" jest tutaj, aby Ci towarzyszyć.

Towarzyszka Podróży

Od śmierci swojej żony, która miała miejsce sześć lat temu, Charles podróżował po świecie w poszukiwaniu wewnętrznego spokoju, który utracił. Odwiedził przepiękne miejsca, spotkał wspaniałych ludzi i przeżył niezapomniane chwile, ale nigdy nic nie zapełniło pustki, która wyżłobiła się w głębi jego serca.

Jednym z jego marzeń było odwiedzenie Australii, podróż, którą odkładał od lat. W wieku 75 lat jego ciało zaczynało pokazywać oznaki zmęczenia. Ale jego duch był żywszy niż kiedykolwiek. Był zdeterminowany, aby spełnić to marzenie, zanim będzie za późno.

Charles planował swoją podróż, kiedy spotkał Emily, młodą kobietę pracującą w lokalnym biurze podróży. Była pełna życia i energii, i natychmiast przyciągnęła jego uwagę. Zaczął z nią rozmawiać o Australii i o wszystkich cudach, jakie ten kraj miał do zaoferowania.

Emily była ciekawa, dlaczego mężczyzna taki jak Charles podróżuje sam. Opowiedział jej więc swoją historię, która ją poruszyła. Ona również marzyła o odległych krajach i egzotycznych podróżach. To naturalnie zaproponowała, że towarzyszy mu w podróży do Australii. Początkowo Charles był niechętny, obawiając się, że nie będzie w stanie dotrzymać kroku młodszej kobiecie. Ale Emily była zdeterminowana, aby go przekonać, i zrobiła wszystko, co w jej mocy, aby to osiągnąć.

Po kilku tygodniach namysłu Charles w końcu zaakceptował ofertę Emily, i razem zaczęli planować podróż. Między nimi zawiązała się wspaniała relacja, podobna do tej między ojcem a córką. Charles był zaskoczony, jak zorganizowana i kompetentna była Emily, i zaczął się relaksować, wiedząc, że znalazł odpowiednią osobę, która będzie mu towarzyszyć w jego podróży.

Gdy nadszedł dzień wyjazdu, Charles i Emily wylecieli do Australii. Odwiedzili tętniące życiem miasta, eksplorowali oszałamiające parki narodowe i spotykali fascynujących ludzi. Charles był szczęśliwy, mogąc widzieć świat oczami Emily. Zdał sobie sprawę, że podróżowanie z młodszą osobą wlało w niego nową energię, o której myślał, że już dawno stracił.

Podczas podróży Charles i Emily prowadzili pasjonujące rozmowy o życiu, miłości i wyzwaniach, z którymi każde z nich się zmierzyło. Charles był zdumiony mądrością Emily. Zrozumiała rzeczy o życiu, których on uczył się latami.

W końcu dotarli do ich ostatecznego celu, magicznego i odosobnionego miejsca nad oceanem. Spędzili tam tydzień, relaksując się i ciesząc pięknem otoczenia. Z każdym dniem Charles czuł, jak wewnętrzny spokój go ogarnia. Nie czuł się tak spokojny od lat.

Gdy nadszedł dzień powrotu, Charles i Emily pożegnali się, łzy kręcąc się w oczach.

Charles znalazł nieoczekiwaną to-warzyszkę podróży, która rozjaśniła jego wędrówkę. Zrozumiał, że nigdy nie jest za późno na znalezienie radości i spokoju. Był po prostu wdzięczny, że spotkał Emily i że zaprosił ją, aby podzieliła się z nim tą przygodą..

Koniec

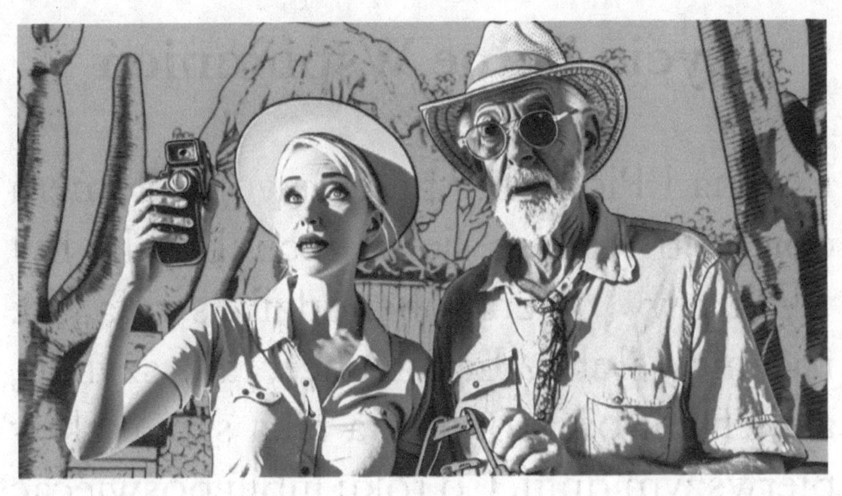

Kto jest Emilie i jak spotkała Charlesa?

Jaki był sen Charlesa?

Czego Charles zrozumiał na końcu swojej podróży?

Opowiedz wspomnienie z podróży.

Życie Pełne Wspomnień

Lucyna i Piotr stali przed swoim domem opieki, trzymając się za ręce. Dzisiaj był wyjątkowy dzień: obchodzili swoją 50. rocznicę ślubu. Lata minęły tak szybko, ale ich miłość pozostała taka sama jak w pierwszym dniu. Co roku lubili poświęcać czas na przypominanie sobie ważnych, zabawnych i wzruszających chwil spędzonych razem.

— Pamiętasz, kiedy nasz pies, Charlie, zjadł tort weselny podczas naszej nocy poślubnej? — zaczęła Lucyna. Byliśmy wtedy tak zdenerwowani, ale teraz, gdy o tym myślę, jest to dla mnie nostalgią.

Piotr zaśmiał się, przypominając sobie ten epizod.

— I nie zapominaj, kiedy zabraliśmy nasze wnuki do parku wodnego i utknęliśmy w zjeżdżalni. To było przerażające w tamtym momencie, ale nadal się z tego śmiejemy.

— A co powiesz na naszą podróż do Las Vegas? Spotkaliśmy wspaniałych ludzi, a inni byli bardziej dziwni, jak ten raz, kiedy magik sprawił, że zniknąłeś na więcej niż minutę. Do dziś nie wiem, gdzie byłeś!

— Tak, to była cudowna podróż, ale najbardziej wzruszającym momentem dla mnie — kontynuował Piotr z emocjami — była narodzina naszego pierwszego dziecka: Stefana. Kiedy po raz pierwszy spojrzałaś na nasze małe cudo, widziałem dumę w twoich oczach. Wiedziałem wtedy, że stworzyliśmy razem coś wyjątkowego.

— Dla mnie najbardziej wzruszającym momentem pozostanie, kiedy poprosiłeś mnie o rękę. Byliśmy tacy młodzi, ale wiedziałam, że chcę spędzić z tobą resztę mojego życia.

Nagle, Lucyna i Piotr podskoczyli z zaskoczenia. Ich dzieci i wnuki właśnie wyskoczyły zza krzewów, wymachując balonami i krzycząc: „Szczęśliwej rocznicy ślubu!". Lucyna i Piotr byli tak wzruszeni tą niespodzianką, że rozpłakali się, ogarnięci emocjami.

Ich dzieci zorganizowały wielki bufet, aby świętować ich miłość ze wszystkimi ich przyjaciółmi.

Sala była przepięknie udekorowana, otoczona ciepłym i przyjemnym światłem. Kolorowe światełka migotały na suficie, dodając magicznego uroku już i tak pełnej miłości i radości atmosferze. Stoły były nakryte nieskazitelnymi białymi obrusami, ozdobione bukietami świeżych kwiatów w jaskrawych kolorach, które napełniały powietrze urzekającymi zapachami.

Szum rozmów wypełniał powietrze, mieszając się ze śmiechem i ciepłymi oklaskami. Goście mieszkali się, rozmawiali i wymieniali spiskowcze uśmiechy. Niektórzy gromadzili się przy małych stolikach, popijając kolorowe koktajle serwowane z elegancją przez kelnerów ubranych w czarne marynarki i pasujące muszki.

Para zakochanych była w centrum uwagi, otoczona bańką miłości i współczucia. Ich promienne uśmiechy oświetlały pokój, gdy dzielili się wspomnieniami i anegdotami, rozśmieszając przyjaciół, którzy ich otaczali. Spojrzenia pełne zrozumienia i czułe gesty świadczyły o ich szczerej miłości.

Gdy wszyscy goście już wyszli, Lucyna i Piotr wymienili czuły pocałunek i obiecali sobie, że będą nadal tworzyć nowe wspomnienia razem. Zdali sobie sprawę, że pomimo wzlotów i upadków ich życia, siła ich miłości pozwoliła im pozostać razem przez te wszystkie lata. Stworzyli szczęśliwą i kochającą rodzinę, która była dla nich wsparciem. Ta miłość czyniła ich nieśmiertelnymi, ponieważ będą żyć w sercach tych, których kochali.

Koniec

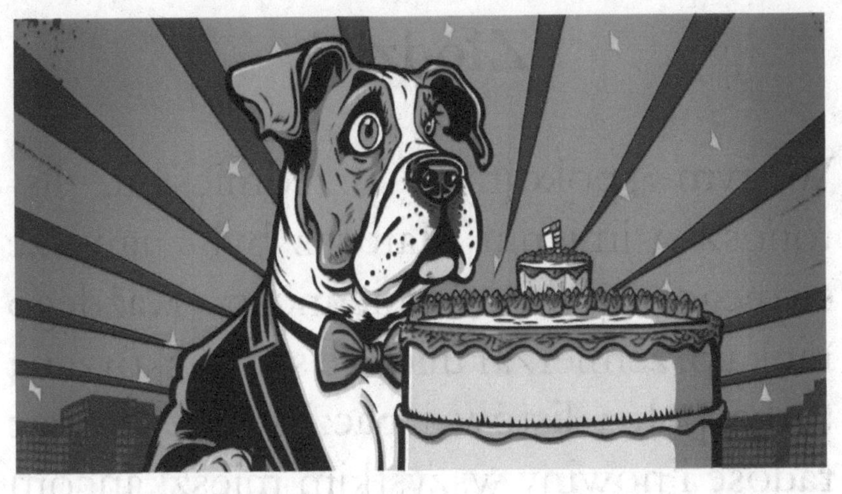

Jak nazywa się pies, który zjadł tort weselny?

Czy kiedykolwiek obchodziłeś rocznicę ślubu? Jak?

Jak poznałeś swojego małżonka/małżonkę? Co cię do ni-ego/niej przyciągnęło?

Złodziej

W tym spokojnym przedmieściu, listonosz o imieniu Mateusz był znany ze swojego zapału i sumienności. Każdego ranka przemierzał ulice ze swoją skórzaną torbą pełną listów i paczek, przynosząc radość i nowiny wszystkim mieszkańcom miasta.

Ewelina, sympatyczna babcia mieszkająca w uroczym domku z niebieskimi okiennicami, była jedną z jego najwierniejszych klientek.

Pewnego słonecznego poranka, gdy Mateusz zostawiał pocztę w skrzynce Eweliny, nagle zauważył dziwnie wyglądającą postać. Nie dając się zbić z tropu, Mateusz obserwował go uważnie.

Nagle, nieznajomy chwycił paczkę, która została dostarczona Ewelinie. Mateusz bez wahania ruszył w pościg za złodziejem, jak bohater z kart powieści przygodowej.

Pościg wiodł przez wąskie uliczki, podczas gdy Mateusz używał wszystkich dostępnych środków, aby dogonić złodzieja.

Przeskakując przez drewniane płoty, omijając przewrócone śmieci i slalomując między zdumionymi przechodniami, Mateusz nie tracił z oczu swojego celu: odzyskać cenny pakunek i zwrócić go jego właścicielce, Ewelinie. Jego serce biło jak oszalałe w piersi, mieszając ekscytację z determinacją.

Skradziona paczka nie była zwyczajna, zawierała zestaw antycznych kluczy o nieocenionej wartości, migoczących złotymi refleksami.

Dzięki kilku pomysłowym objazdom i sekretnym skrótów, Mateusz udało się dogonić złodzieja na ślepym zaułku.

Przyparty do muru, mężczyzna znalazł się w pułapce bez możliwości ucieczki. Mateusz, triumfujący, zbliżył się ostrożnie i odzyskał cenny pakunek z drżących rąk złodzieja.

Powracając do Eweliny, opowiedział z zapałem całą przygodę zadziwionej babci. Była głęboko wzruszona odwagą listonosza i postanowiła go nagrodzić. Otworzyła stary drewniany kufer, zawierający rodzinne skarby. Wśród nich znajdował się srebrny medalion z osadzonym błyszczącym kamieniem szlachetnym.

Ewelina podała medalion Mateuszowi, z wdzięcznością w oczach. "To należało do mojej rodziny od pokoleń", powiedziała wzruszonym głosem. "Ale chcę, żebyś to

zatrzymał jako pamiątkę tego niezwykłego dnia".

Mateusz był głęboko wzruszony tym
gestem. Wziął medalion między palce,
czując jego uspokajającą wagę i ciepło
gestu hojności Eweliny. Promienny
uśmiech rozjaśnił jego twarz, gdy serdecznie podziękował babci.

Kradzież paczki została rozwiązana,
skarb odzyskany, a między Mateuszem a
Eweliną zawiązała się niezachwiana
przyjaźń. Za każdym razem, gdy Mateusz
dostarczał pocztę, Ewelina witała go fil-
iżanką parującej herbaty, i dzielili się ra-
dosnymi śmiechami, wspominając epo-
peję, która scementowała ich wyjątkową
więź.

Na spokojnych ulicach dzielnicy legenda
o Mateuszu, listonoszu o wielkim sercu, i
Ewelinie, babci z łaskawym uśmiechem,

nadal się rozprzestrzeniała, przypominając wszystkim, że przygoda i przyjaźń mogą pojawić się tam, gdzie najmniej się ich spodziewamy.

Koniec

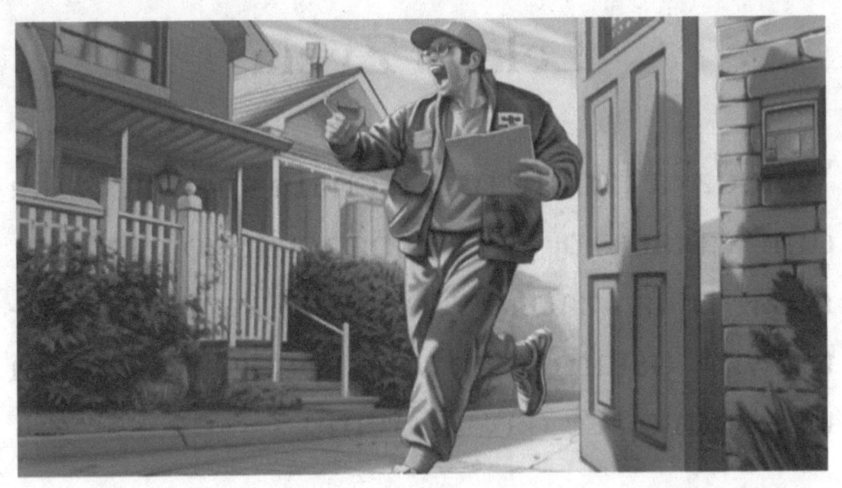

Jakiego koloru są okiennice domu Eweliny?

Co zawierała skradziona paczka?

Opowiedz historię, w której byłeś świadkiem aktu odwagi.

Lekcja Życia

Wnuczka Janiny przyjechała spędzić kilka dni wakacji u swojej babci tego lata. Janina była zachwycona jej wizytą, ponieważ ostatnie chwile spędzone razem miały miejsce dawno temu.

Tego słonecznego popołudnia, powietrze było łagodne i przesycone zapachami kwiatowymi z ogrodu Janiny. Rozkwitłe róże wydzielające słodki zapach mieszały się z delikatnymi nutami lawendy i jaśminu, unoszącymi się w atmosferze, tworząc urzekającą symfonię zapachową.

Janina, ubrana w lekką sukienkę w jaskrawe kolory, stała na progu drzwi, z promiennym uśmiechem rozświetlającym jej pomarszczoną twarz. Gdy jej oczy spotkały się z oczami wnuczki, wypełniły się radością i czułością.

Gdy usiadły na werandzie domu, wnuczka zapytała swoją babcię:

— Babciu, opowiedz mi swoją historię.

Janina przeżyła wojnę w swojej młodości, ale nigdy nie opowiadała o tym rozdziale swojego życia. Zachowała swoje wspomnienia w ukryciu, ale coś w spojrzeniu tej dzieciny, którą tak bardzo kochała, skłoniło ją do otwarcia się.

— Byłam trochę starsza od ciebie, gdy wybuchła wojna — zaczęła. Byłam młodą kobietą pełną marzeń i ambicji, ale wojna wszystko zmieniła. Gdy mój kraj został zaatakowany, musiałam uciekać. Musiałam zostawić za sobą wszystko: rodzinę, przyjaciół i mój dom. Wyjechałam, nie wiedząc, co mnie czeka.

Janina kontynuowała opowieść z emocjami, opisując okropieństwa wojny i jak musiała walczyć o przetrwanie.

Jej zmęczone i podkrążone oczy odzwierciedlały smutek nagromadzony przez lata. Gdy zanurzała się w swoich wspomnieniach, jej głos wzrastał, niosąc ładunek emocji.

Jej twarz nosiła ślady jej doświadczeń. Głębokie zmarszczki na jej czole świadczyły o momentach stresu i niepokoju, które odcisnęły piętno na jej życiu.

Gdy Janina kontynuowała swoją historię, jej słowa stały się symfonią emocji, żywym obrazem jej burzliwej przeszłości. Jej opowieść była wezwaniem do współczucia i zrozumienia.

Przeżyła i widziała straszne rzeczy. Straciła bliskich i niestety wielokrotnie została ranna.

— Cieszę się, że mogłam opowiedzieć ci moją historię — zakończyła Janina.

Pamiętaj, że bez względu na to, co cię spotka w przyszłości, zawsze znajdziesz siłę, by walczyć i iść do przodu. Nawet w najciemniejszych chwilach pamiętaj, że nadzieja i wytrwałość zawsze pozwolą ci znaleźć wyjście.

Wnuczka Janiny była bardzo pod wrażeniem siły i odwagi, jaką wykazała jej babcia w tym trudnym okresie. Teraz rozumiała, dlaczego ta kobieta, którą szanowała i kochała z głębi serca, była tak silna i inspirująca.

Po tej rozmowie, wakacje minęły spokojnie. Janina poświęciła czas, by opowiedzieć inne historie, które miały miejsce w jej życiu. Cieszyła się z dzielenia swojej mądrości wynikającej z bogatego doświadczenia z wdzięczną wnuczką.

Dzięki sile i odwadze swojej babci, dziecko nabrało potrzebnej pewności siebie, by stawić czoła wszystkiemu, co przyniesie przyszłość.

Koniec

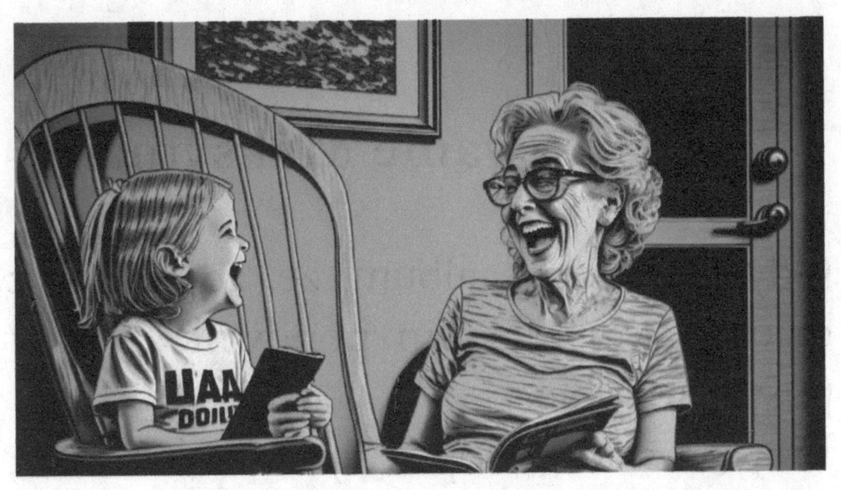

Jakie rady Janina daje swojej wnuczce?

Kto był dla ciebie inspiracją w twoim życiu?

Jakie wartości chcesz przekazać swoim dzieciom i wnukom?

Poszukiwanie Maksyma

Gdy przeglądał album ze zdjęciami z dzieciństwa, Maksym ponownie poczuł pustkę w sobie.

Przyjęty do adopcji jako niemowlę, zawsze chciał wiedzieć, skąd pochodzi, mimo że miał szczęśliwe dzieciństwo z przybranymi rodzicami. Teraz, w wieku 30 lat i pracując jako inżynier informatyk w Paryżu, postanowił, że nadszedł czas, by odkryć swoje rodzinne pochodzenie.

Rozpoczął od wizyty w urzędzie stanu cywilnego swojego rodzinnego miasta i poprosił o odpis aktu urodzenia. Ku jego wielkiemu zaskoczeniu, odkrył, że jego biologiczna matka zostawiła imię i adres: Karolina Leroy w mieście Lyon.

Jednakże, gdy tam pojechał, nie znalazł nikogo. Po zapytaniu sąsiadów, spotkał starą damę, która znała Karolinę, kiedy była młoda. Powiedziała mu, że matka opuściła miasto, by żyć w Australii kilka lat temu.

Maksym był rozczarowany, ale nie poddał się. Zdecydował się wziąć kilka tygodni urlopu, by pojechać do Australii w nadziei na odnalezienie jej.
Kilka tygodni przekształciło się w kilka miesięcy, ale ostatecznie odkrył, że matka pracowała w małym miasteczku górniczym w północno-zachodniej Australii.

Będąc na miejscu, Maksym zaczął szukać osób, które ją znały. W końcu spotkał mężczyznę, który pracował z nią. Powiedział mu, że Karolina wróciła żyć do Francji, w okolice Marsylii, ze swoim mężem i dziećmi.

Maksym był wzruszony, ale szczęśliwy, wiedząc, że matka żyje i że ma rodzeństwo. Udał się do jej domu, z sercem bijącym jak oszalałym. Po zadzwonieniu do drzwi, został powitany przez kobietę, która wyglądała na nim dziwnie podobną.

Kobieta powiedziała, że jest faktycznie Karoliną Leroy, tą, która dała mu życie. Została zmuszona oddać go do adopcji, ponieważ była zbyt młoda, by się nim zaopiekować w tamtym czasie.

Po tych wzruszających spotkaniach przedstawiła mu swoje rodzeństwo, które przyjęło go ciepło. Maksym odkrył, że ma również wuja pasjonującego się genealogią, który zgromadził już wiele informacji na temat ich rodziny.

Gdy przygotowywał się do powrotu do domu, w Paryżu, wuj ujawnił mu szokującą prawdę: Karolina rzeczywiście została zmuszona do oddania go do adopcji, jej rodzina obawiając się skandalu z powodu jej młodego wieku.

Gdy Maksym przygotowywał się do powrotu do Paryża, słowa jego wuja rezonowały w jego umyśle, pozostawiając niezatarte wrażenie. Poczuł nową falę pytań i ciekawości w sobie. Jego ojciec... Kim był? Gdzie był teraz?

Poszukiwanie Maksyma poprowadziło go na nieoczekiwaną ścieżkę, ale był szczęśliwy, mogąc rzucić światło na swoją przeszłość i korzenie.

To odkrycie o przymusowej adopcji komplikowało historię jego narodzin jeszcze bardziej. Maksym zastanawiał się, dlaczego jego biologiczna rodzina tak bardzo obawiała się skandalu i co naprawdę się wydarzyło w tamtym czasie.

Zdał sobie sprawę, że aby w pełni zrozumieć swoją przeszłość, musi teraz zbadać tę inną część swojej tożsamości.

Jego kolejne poszukiwania mogą być próbą odnalezienia ojca.

Koniec

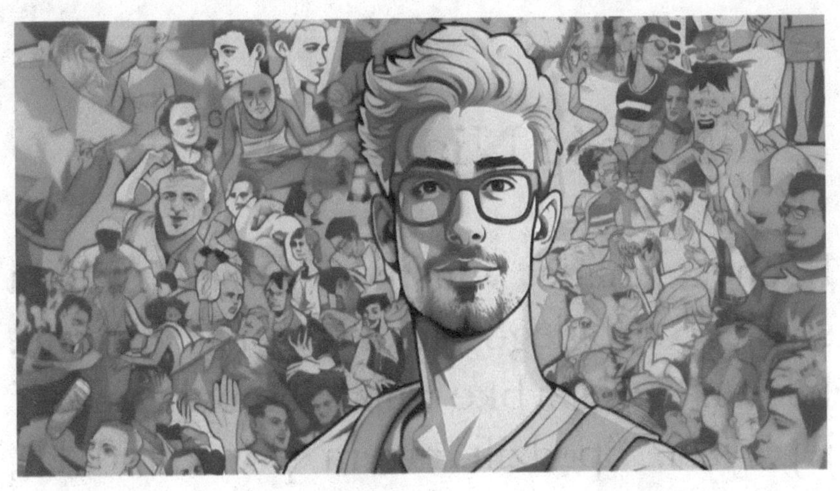

Jaki zawód wykonuje Maksym?

Dlaczego Karolina została zmuszona do oddania Maksyma do adopcji?

Gdzie ostatecznie mieszka Karolina?

Jak daleko jesteś w stanie sięgnąć w swoim drzewie genealogicznym?

Miłość Nie Zna Wieky

Rachela miała właśnie 75 lat, straciła swojego drogiego Jacka już pięć lat temu. Jak ten czas szybko mijał. To była miłość jej życia. Spędzili razem ponad 50 lat, dzieląc każdą chwilę. Czuła się smutna i samotna, ponieważ jej dzieci poszły własnymi drogami i stopniowo oddaliły się geograficznie.

Jednakże nie dawała za wygraną i kontynuowała swoje życie, zwłaszcza spacery po parku, który przylegał do jej domu. Uwielbiała czuć, jak słońce ogrzewa jej skórę i słuchać śpiewu ptaków.

Pewnego dnia, kiedy spokojnie czytała, mężczyzna podszedł i zapytał, czy może podzielić z nią ławkę. Musiał mieć mniej więcej jej wiek. Był zarówno elegancki, jak i uroczy, z wyprostowaną i dumą postawą. Jego twarz była oprawiona w srebrne włosy, a niebieskie oczy iskrzyły figlarnym blaskiem.

Rachela zgodziła się.

Mężczyzna przedstawił się jako Andrzej. Od razu poczuła się z nim swobodnie, podbity przez jego zaraźliwe poczucie humoru.

Andrzej również stracił swoją towarzyszkę kilka lat temu i rozumiał, co Rachela czuła. Bardzo szybko ich codzienne spotkania w parku stały się rytuałem. Rachela czuła się swobodnie, jakby Andrzej był jej długoletnim przyjacielem.

Stopniowo spędzali coraz więcej czasu razem. Chodzili do kina, jedli w małych restauracjach, robili długie spacery. Rachela miała wrażenie, że odzyskuje młodość, ponownie smakując przyjemności życia.

Pewnego dnia Andrzej zaprosił Rachelę na kolację do siebie. Z nerwami, zgodziła się.

Kiedy przybyła, Rachela zauważyła, że zrobił wszystko, by stworzyć romantyczną atmosferę.

Natychmiast została otoczona ciepłą i romantyczną atmosferą. Miękkie odbicia świec, umieszczonych z dbałością o szczegóły w całym pokoju, tańczyły na ścianach, tworząc cienie i światła, które dodawały magicznego uroku atmosferze. Subtelny i upajający zapach mieszał się z powietrzem, pochodzący od perfumowanych świec, które wypełniały pokój słodką i delikatną wonią.

Posiłek był prawdziwą ucztą dla kubków smakowych. Każdy kęs był pyszny, eksplozją tekstur i smaków, które doskonale się uzupełniały. Chrupiące warzywa były doskonale doprawione, miękkie i soczyste mięsa rozpływały się w ustach z wykwintną soczystością.

Podczas deseru, Andrzej wyznał swoje uczucia.

— Rachela, zakochałem się w tobie, moja droga. Nie wiem, co czujesz, ale chciałem, żebyś to wiedziała.

Rachela była poruszona, ale mogła tylko przyznać, że również czuła coś więcej niż tylko przyjaźń.

Kontynuowali regularne spotkania. Odkryli, że mają wiele wspólnego i cieszyli się z dzielenia nowych doświadczeń razem: podróży, wizyt w muzeach i wspólnego śmiechu.

Rachela odkryła, że miłość może przyjść w każdym wieku. Andrzej był błogosławieństwem w jej życiu, drugą szansą na zakochanie się. Choć nigdy nie zapomni swojego pierwszego męża, znalazła w Andrzeju towarzysza i przyjaciela, gotowego towarzyszyć jej w kierunku jasnej przyszłości.

Koniec

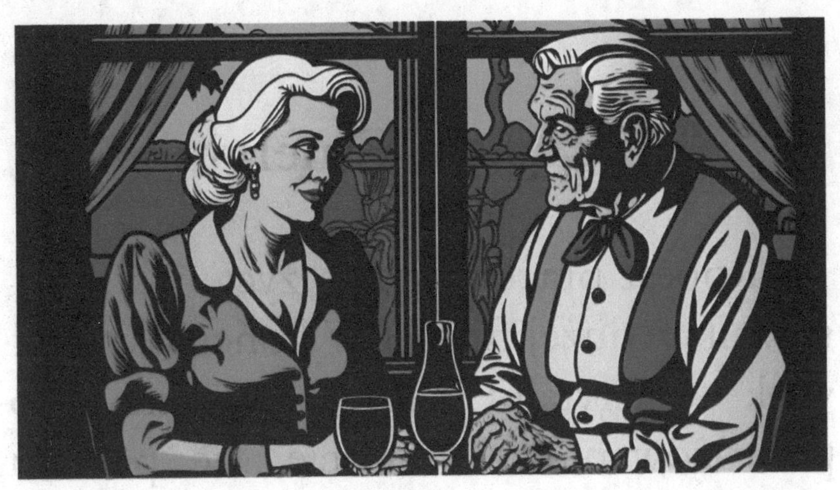

Jakie przyjemności życia odnalazła Rachel, spędzając czas z Andrzejem?

Jak Andrzej stworzył romantyczną atmosferę?

Jakie proste przyjemności życia najbardziej doceniasz z wiekiem?

Szczęście Emeryta

Robert pracował całe życie jako kierownik w dużej firmie. W końcu osiągnął wiek emerytalny. Zawsze marzył o podróżowaniu po świecie, ale praca i obowiązki rodzinne mu na to nie pozwalały. Teraz w końcu miał cały potrzebny czas, by oddać się swojej pasji do podróży i wyruszyć na przygodę.

Pewnego dnia, siedząc w swoim salonie, oglądał wyniki loterii w telewizji. Miał zwyczaj grać te same numery każdego tygodnia, nigdy naprawdę nie spodziewając się wygranej. Ale tego dnia nie mógł uwierzyć własnym oczom. Numery, które grał od lat, w końcu się pojawiły. Wygrał główną nagrodę!

To nieoczekiwane wygranie dodało jeszcze bardziej ekscytującego wymiaru do jego planów podróży. Oprócz czasu, miał teraz również wolność finansową, by eksplorować świat według własnego uznania. Bez zwłoki Robert zaczął pakować walizki.

Jego pierwszym celem była Rio de Janeiro, w Brazylii. Zawsze marzył, by zobaczyć słynny karnawał w Rio. Ledwie przybył, spotkał niezwykłego i ekscentrycznego mężczyznę. Był to miliarder z ogromnym doświadczeniem życiowym, wydawało się, że widział i przeżył wszystko. Razem spędzili kilka dni w mieście, eksplorując muzea, delektując się lokalną kuchnią w restauracjach i tańcząc w tętniących życiem klubach.

Po rozstaniu się ze swoim nieoczekiwanym towarzyszem podróży, Robert zdecydował się zmienić kontynent i udał się do Chin. Zawsze fascynowała go kultura i historia tego kraju. Tam spotkał chińską kobietę, która mówiła trochę po jego języku. Została jego osobistą przewodniczką po Pekinie, ukazując mu piękne miejsca, których sam by nigdy nie znalazł.

Australia była następnym krajem na jego liście marzeń. Po przyjeździe do Sydney udał się do parku dzikich zwierząt. Tam spotkał Annę. Zaprzyjaźnili się i spędzili dzień razem, karmiąc kangury i głaszcząc koale. Anna była pełna życia, zabawna i energiczna. Gdy się rozstawali, obiecali sobie, że wkrótce się zobaczą.

Przemyślując wszystkie doświadczenia i ludzi, których spotkał, Robert stwierdził, że największym darem, jaki otrzymał dzięki loterii, było możliwość realizacji swoich marzeń. Zrozumiał również, że najpiękniejsze przygody często są te nieplanowane. Prawdziwym skarbem w życiu było pełne przeżywanie każdego dnia, otwieranie się na nowe doświadczenia bez żalu.

Ta świadomość zmieniła sposób, w jaki Robert podchodził do każdego dnia. Postanowił, że każdy nowy dzień będzie nową przygodą, którą będzie przeżywał z entuzjazmem. Opuścił sztywne plany i ustalone trasy, by pozwolić się ponieść nieznanemu.

Podczas swoich podróży, Robert nawiązywał znajomości, które wzbogacały jego doświadczenia w nieoczekiwany sposób. Zaprzyjaźniał się z lokalnymi mieszkańcami, dzieląc posiłki z gościnnymi rodzinami, ucząc się ich zwyczajów i tradycji. Brał udział w lokalnych festiwalach, dołączając do tańca i muzyki z nieukrywaną radością. Pozwalał sobie eksplorować miejsca nieturystyczne, gubić się w wąskich uliczkach, odkrywając ukryte skarby, które nie znajdowały się w żadnym przewodniku.

Każdy dzień przynosił niespodzianki i zachwyt. Czy to podziwiając spektakularny zachód słońca, kąpiąc się w krystalicznych wodospadach, czy spacerując po tętniących życiem targach, Robert delektował się każdą chwilą, jakby była ostatnią.

Tak więc, podróżując po świecie, Robert odkrył piękno nieoczekiwanego, ekscytację nieznanego i magię przypadkowych spotkań. Każdy dzień był nową przygodą, rozdziałem jego życia, który rozwijał się z pasją i zachwytem.

Życie było pełne niespodzianek, i to właśnie czyniło je tak pięknym.

Koniec

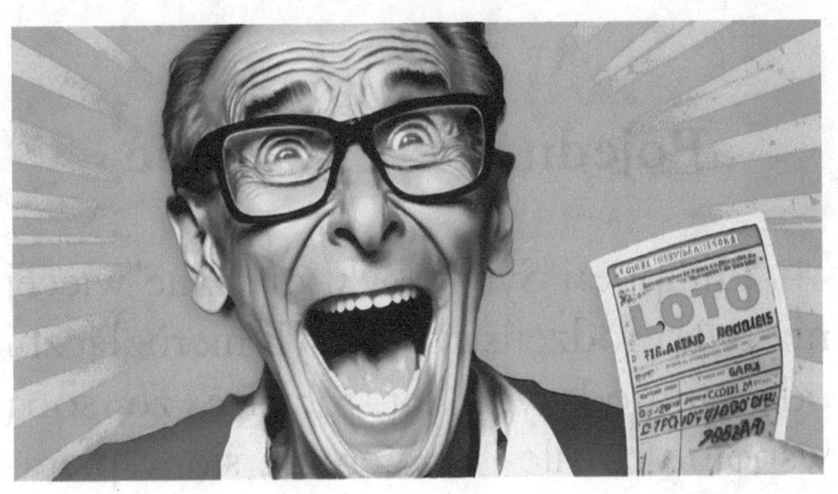

Dlaczego Robert zdecydował się najpierw pojechać do Rio de Janeiro?

Co byś zrobił, gdybyś wygrał na loterii?

W jakich regionach Francji lub innych krajach już podróżowałeś?

Pojednanie Braterskie

Philippe i Sylvie byli znacznie więcej niż tylko rodzeństwem. Byli nierozłączni od najmłodszych lat, dzieląc ze sobą wspólne chwile i wzajemnie się wspierając. Jednak w miarę dorastania ich osobowości zaczęły się ujawniać, a opinie coraz bardziej się rozchodzić. Głęboki rozłam nastąpił, gdy musieli stawić czoła chorobie ukochanego ojca.

W obliczu tej delikatnej sytuacji, Philippe, starszy z nich, był zdeterminowany, aby opiekować się ojcem w domu, w rodzinnym otoczeniu. Z drugiej strony, Sylvie była przekonana, że powierzenie ojca profesjonalistom z dziedziny opieki zdrowotnej byłoby najbezpieczniejszym i najmądrzejszym rozwiązaniem.

Nieporozumienia szybko przerodziły się w zacięty konflikt, każde z nich wierzyło, że posiada prawdę i wie, co jest najlepsze dla ich chorego ojca. Ich relacja pogorszyła się do punktu bez powrotu.

Ostatecznie, Philippe zdecydował. Zabrał ojca do swojego domu, odrzucając wszelki kontakt z siostrą. Zgadzając się na zerwanie stosunków, postanowili nigdy więcej nie rozmawiać.

Lata minęły, a rana spowodowana ich separacją stawała się coraz głębsza. Pewnego dnia, Sylvie, będąc w odwiedzinach u przyjaciółki z dzieciństwa, przypadkiem zobaczyła swojego brata po drugiej stronie ulicy. Po chwili wahania, ostatecznie zdecydowała się go podejść. Została uderzona przez postarzały i zmęczony wygląd Philippe'a.

Ich pierwsza rozmowa była napięta, urazy wciąż żywe. Jednak, dzieląc się szczegółami swojego życia, zdali sobie sprawę, że pomimo blizn z przeszłości, więzi, które kiedyś ich łączyły, nadal istniały. Sylvie nadal podziwiała siłę charakteru swojego starszego brata i jego zdolność do podejmowania trudnych decyzji, podczas gdy Philippe wciąż doceniał racjonalny i refleksyjny duch swojej siostry.

W ciągu tygodni odnowili kontakt i zaczęli coraz częściej ze sobą rozmawiać. Poświęcili czas na odbudowę braterskich więzi, które się przerwały, i na wzajemne wybaczenie za przeszłe błędy, starając się w ten sposób leczyć rany czasu.

Po pewnym czasie zdecydowali się zjednoczyć, by razem opiekować się ojcem. Podzielili się obowiązkami, łącząc medyczną wiedzę Sylvie z miłością i uwagą Philippe'a. Razem stworzyli ciepłe i bezpieczne środowisko dla ich chorego ojca.

Dla niego to było najpiękniejsze z darów, widzieć ich w końcu razem. Ich pojednanie przyniosło długo oczekiwany pokój w tej rozdartej rodzinie.

Ich droga do pojednania i uzdrowienia była potężnym świadectwem zdolności rodzinnej miłości do przekraczania konfliktów i tworzenia niezniszczalnych więzi. Philippe i Sylvie zrozumieli teraz, że prawdziwa siła ich relacji tkwi w woli zachowania tych więzi, nawet gdy opinie się różnią.

Tak więc kontynuowali swoją drogę razem, ramię w ramię, świadomi, że każdy dzień jest okazją do pielęgnowania miłości i wzajemnego zrozumienia. Nauczyli się, że rodzina jest fundamentem ich szczęścia i zasługuje na wszelkie wysiłki potrzebne do jej ochrony.

Ostatecznie, Philippe i Sylvie byli wdzięczni za odwagę pojednania.

Ich historia przypomina wszystkim, że nawet najbardziej złamane relacje mogą być naprawione i że rodzinna miłość ma moc leczenia najgłębszych ran.

Koniec

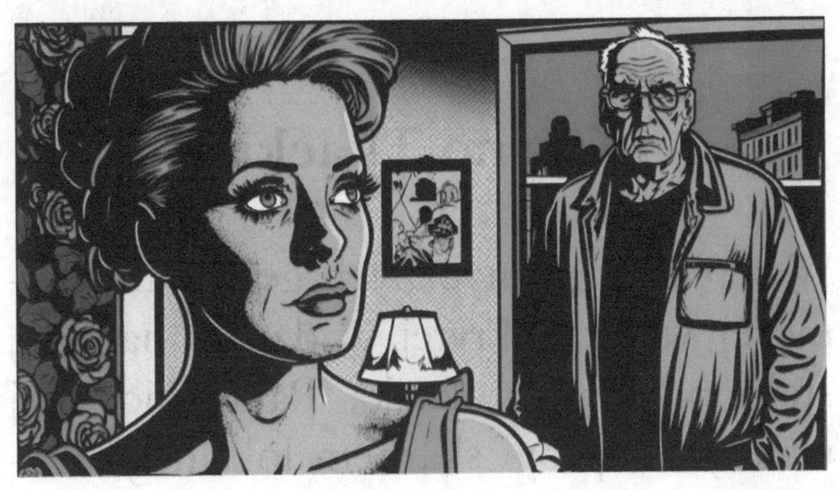

Co spowodowało konflikt między Philippe'em a Sylvie?

Czy kiedykolwiek miałeś konflikt z członkiem swojej rodziny? Jak sobie z tym poradziłeś?

Jak utrzymujesz relacje z członkami swojej rodziny?

Krosno Tkackie

W sercu majestatycznych gór, w malowniczej wiosce ukrytej w dzikiej naturze, stała pracownia tkacka Pani Alicji. Jej uroczy sklep był skarbem lokalnego rzemiosła, oazą kolorów i tekstur, przyciągającą uwagę odwiedzających swoim niepowtarzalnym urokiem.

Pani Alicja była kobietą w średnim wieku, z srebrnymi włosami delikatnie oprawiającymi jej pomarszczoną twarz. Jej oczy iskrzyły życzliwym i namiętnym blaskiem, świadcząc o długim doświadczeniu w sztuce tkactwa. Była ubrana prosto, ale jej zręczne, pokryte śladami wieloletniej pracy dłonie, były świadectwem ciężkiej pracy.

Tego lata, kiedy dni były pełne światła, a natura rozkwitała w pełni swojego piękna, do wioski przybyła młoda kobieta o imieniu Léa, w wieku 25 lat. Jej ciekawe spojrzenie natychmiast zostało uchwycone przez pracownię Pani Alicji. Za każdym razem, przechodząc obok witryny, zatrzymywała się, by podziwiać detale wystawionych gobelinów. Wyobrażała sobie, jak nici splatają się, a wzory ożywają pod zręcznymi dłońmi rzemieślniczki.

Pewnego dnia, kierowana zapałem i chęcią nauki, Léa przekroczyła próg pracowni. Atmosfera wewnątrz była przesiąknięta spokojem.

Zbliżyła się nieśmiało do Pani Alicji i, z głosem pełnym podziwu, zapytała, czy mogłaby nauczyć się sztuki tkactwa. Twarz rzemieślniczki lekko się spięła, świadcząc o początkowych oporach wobec nieznanej uczennicy. Widziała już zbyt wiele młodych tkaczek rezygnujących z pasji w obliczu trudności, co uczyniło ją nieufną.

Jednak po chwili namysłu, Pani Alicja zdecydowała dać szansę Léi. Zrozumiała, że pasji i determinacji młodej kobiety nie można ignorować. Dni mijały, godziny przekształcały się w długie sesje intensywnej nauki. Pani Alicja dzieliła się z Léą wszystkimi subtelnościami starożytnej sztuki tkactwa.

Léa, oddana swojej nauce, zatraciła się w magicznym świecie tkactwa. Jej palce, obdarzone wrodzoną wrażliwością artystyczną, czuły każdą splatającą się nić, każdą kształtującą się fakturę. Tłumione dźwięki czółenek zderzających się, czółen przesuwających się po osnowie, unosiły się w powietrzu, dodając rytmicznej symfonii do ich pracy.

Pani Alicja, z cierpliwością i ekspertyzą, prowadziła Léę przez etapy wyboru najdelikatniejszych i najtrwalszych nici. Uczyła ją, jak przygotować osnowę z precyzją, delikatnie ciągnąć nici osnowy, ujawniając płótno gotowe do ozdabiania. Precyzyjne i gracji gesty rzemieślniczki odbijały się w ruchach Léi, która stopniowo stawała się pewniejsza i zręczniejsza w swojej pracy.

Miesiące mijały, a Léa, karmiona miłością do swojej sztuki, zaczęła tworzyć własne, unikatowe projekty. Zanurzała się w wyborze harmonijnych kolorów, eksperymentowała z odważnymi wzorami i bawiła się fakturami, by nadać życie swoim pomysłom. Każde dzieło było fuzją tradycji i innowacji, niosąc w sobie znak jej rozwijającego się talentu.

Widząc zapał i poświęcenie Léi, Pani Alicja wiedziała, że znalazła godną spadkobierczynię swojej wiedzy.

Lata mijały, a wioska stała się sławna dzięki gobeliniom nieporównywalnej urody. Odwiedzający z całego świata zjeżdżali, by podziwiać te dzieła tkane z miłością i oddaniem.

Pracownia Pani Alicji stała się centrum dziedzictwa rzemiosła, gdzie spotykali się koneserzy i zafascynowani amatorzy.

Koniec

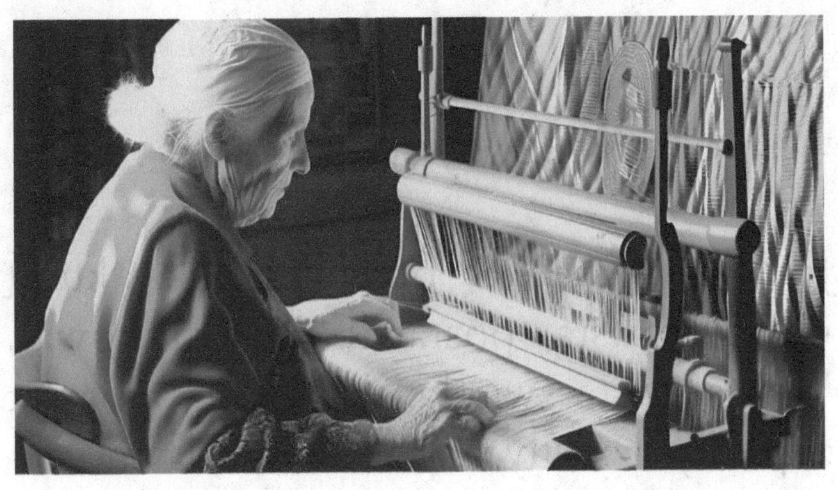

Dlaczego Pani Alicja początkowo była nieufna wobec Léi?

Czy kiedykolwiek odwiedziłeś malowniczą wioskę otoczoną górami? Opowiedz.

Które rzemiosło przyciąga cię najbardziej?

Wesołych Świąt

Joël zatrzymał się przed choinką, którą urząd miasta postawił i udekorował. Wszystkie te światła, dekoracje, a nawet zapachy ożywiły wspomnienia dawno zapomniane w jego pamięci. To było prawie sześćdziesiąt lat temu! Święta Bożego Narodzenia zawsze były bardzo ważne w jego rodzinie. Była to tradycja, by zbierać się wszyscy wokół świątecznego posiłku. I ten rok 1963 nie był wyjątkiem. Miał wtedy pięć lat.

Wszystkie prezenty zostały zgromadzone w salonie, gotowe do otwarcia, jak tylko cała rodzina była razem. Kiedy nadszedł ten długo oczekiwany przez wszystkie dzieci moment, Joël nadal pamiętał radość, jaką odczuł, odkrywając swoje pudełko z małymi ołowianymi żołnierzykami. Oczy jego młodszej siostry rozszerzyły się ze zdumienia, kiedy odkryła swoją piękną porcelanową lalkę.

Jednak pewien piasek, nie do zignorowania, dostał się do tej wspaniałej dnia: bûche de Noël, prawdziwa gwiazda tego dnia, spadła na ziemię, kiedy jego matka przypadkowo potknęła się o dywan. Była nie do odzyskania! Nadal mógł poczuć rozczarowanie i smutek, które na nich spadły. Święta bez bûche de Noël! Niemożliwe!

Na szczęście, jego ojciec miał zasoby i nie było mowy, aby ten incydent zepsuł święto. Wtedy wyszedł w zimną noc bożonarodzeniową z myślą o znalezieniu otwartej piekarni. Oczywiście, wszystko było zamknięte. W końcu był to wieczór Bożego Narodzenia. Żaden sklep nie był już otwarty o tej porze!

Po ponad godzinie błądzenia ulicami, natknął się na mężczyznę, który spieszył się do domu. W pośpiechu obaj mężczyźni zderzyli się. Był to starszy mężczyzna. Był szanowany w sąsiedztwie, ale nikt nigdy nie odważył się go zaczepić, ponieważ zawsze wydawał się zatopiony w swoich myślach.

Po przeprosinach ojciec Joëla wyjaśnił starszemu mężczyźnie powód swojego pośpiechu. Na koniec tej opowieści starszy mężczyzna uśmiechnął się lekko, z figlarnym błyskiem w oku.

— Cóż, można powiedzieć, że masz szczęście! - powiedział mu. - Wyobraź sobie, że w mojej młodości byłem znanym cukiernikiem. Teraz jestem sam, ale mimo wszystko co roku w tym samym czasie robię bûche de Noël, która jest uczta. Zwykle jem ją sam, ale z przyjemnością podzielę się nią z tobą i twoją rodziną.

Ojciec Joëla nie mógł uwierzyć własnym uszom, poruszony hojnością tego mężczyzny. Kiedy rodzina skosztowała tego wspaniałego ciasta, było to zachwycenie dla wszystkich kubków smakowych, ale poza tym wszyscy byli szczęśliwi z tego poczucia wspólnoty.

Mężczyzna został zaproszony na wszystkie kolejne Wigilie... oczywiście z obowiązkiem przygotowania bûche de Noël!

Przed swoją śmiercią, mężczyzna przekazał przepis matce Joëla, która wiele lat później przekazała go jemu.

Joël uśmiechnął się, wspominając te wspomnienia, obserwując choinkę przed sobą. Zastanawiał się, ile osób stworzyło własne świąteczne tradycje, z własnymi historiami. Z biegiem lat zrozumiał, że Boże Narodzenie to nie tylko święto oznaczone prezentami i ucztami, ale przede wszystkim moment dzielenia się i hojności.

Historia mężczyzny z ciastem na Boże Narodzenie pozostawiła głęboki ślad w sercu Joëla i jego rodziny. To przypadkowe spotkanie nie tylko uratowało ich Boże Narodzenie, ale także stworzyło tradycję, która trwa do dziś. Co roku przepis na bûche de Noël jest przygotowywany z miłością, kontynuując pamięć tego hojnego mężczyzny.

Koniec

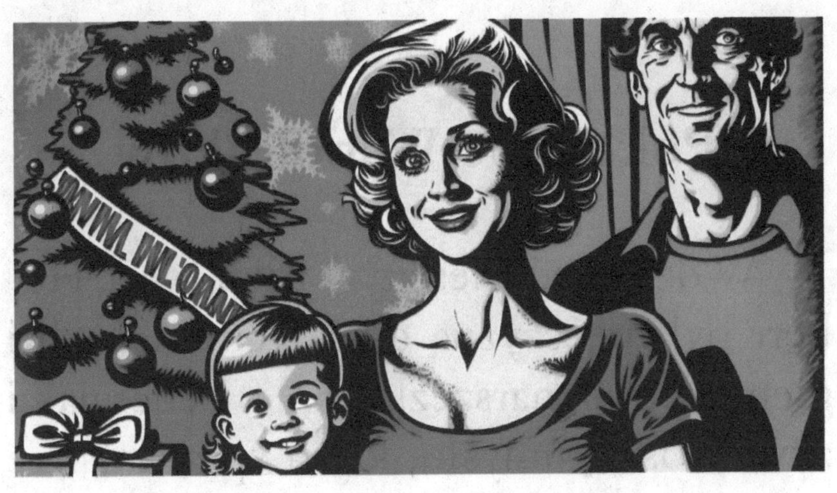

Dlaczego Boże Narodzenie było ważnym świętem w rodzinie Joëla?

Dlaczego rodzina zaprosiła tego mężczyznę na wszystkie kolejne Wigilie?

Jaki był prezent dla Joëla i jego młodszej siostry tego Bożego Narodzenia w 1963 roku?

Czy masz w swojej rodzinie tradycje bożonarodzeniowe? Jeśli tak, to jakie?

Pokolenie Wspólników

W dziewięćdziesiątym roku życia, Hubert był mężczyzną o białych włosach i głębokich zmarszczkach, z energią i żywotnością umysłu, która sprawiała, że wyglądał na znacznie młodszego niż jego lata.

Po drugiej stronie ulicy mieszkał dwunastoletni chłopiec o imieniu Tomasz. Tomasz był ciekawym chłopcem, zawsze szukającym przygód i interesujących historii do odkrycia.

Pewnego słonecznego dnia, gdy Tomasz eksplorował okolicę na rowerze, zauważył Huberta, który uważnie podlewał swoje kwiaty. Zaintrygowany tym starszym panem, Tomasz postanowił podejść i zadać mu kilka pytań o jego rośliny. Hubert, zaskoczony i uradowany zainteresowaniem Tomasza, chętnie udzielił mu rad i wyjaśnił sekrety swojego kwitnącego ogrodu.

W miarę upływu dni, Tomasz i Hubert spędzali razem coraz więcej czasu. Hubert dzielił się swoimi licznymi historiami z młodości, a Tomasz słuchał uważnie, wieszając na każdym słowie. Śmiali się razem, dzieląc chwile radości i zabawy. Hubert uczył Tomasza podstaw ogrodnictwa, podczas gdy Tomasz pomagał Hubertowi w pracach domowych i zakupach.

Ich przyjaźń była pocieszeniem dla obojga. Hubert czuł się odmłodzony w towarzystwie Tomasza, podczas gdy Tomasz odnalazł w Hubercie życzliwą postać ojcowską. Ich rozmowy były pełne delikatności i wzajemnego zrozumienia.

Niestety, los postawił przed nimi trudną próbę. Hubert zachorował i został hospitalizowany na kilka tygodni. Tomasz czuł się bezradny i zaniepokojony o swojego drogiego przyjaciela. Odwiedzał go codziennie, przynosząc książki, kwiaty i pocieszający uśmiech. Był zdeterminowany, aby wspierać Huberta aż do jego wyzdrowienia, a każdy dzień spędzony z dala od niego wydawał się niekończący.

W końcu, po tygodniach pełnych niepewności, Hubert wyszedł ze szpitala, osłabiony, ale pełen życia. Tomasz był tam, by go powitać, z oczami pełnymi emocji i ulgą w sercu. Ta próba jeszcze bardziej umocniła ich już silną przyjaźń, i oboje byli wdzięczni, że przeszli przez ten trudny czas razem.

Aby uczcić ten moment ponownego spotkania i uzdrowienia, Tomasz zorganizował niespodziewaną imprezę w ogrodzie Huberta. Sąsiedzi, którzy również byli dotknięci chorobą Huberta, dołączyli do świętowania. Śmiech rozbrzmiewał, ludzie tańczyli, a muzyka wypełniała powietrze. Kwitnący ogród Huberta był idealnym miejscem na tę celebrację, symbolizując zarówno piękno natury, jak i odporność przyjaźni.

Od tego dnia Tomasz i Hubert kontynuowali pielęgnowanie swojej kwitnącej przyjaźni. Korzystali z słonecznych popołudni na wspólne spacery, dzieląc się historiami i śmiechem. Sąsiedzi często widywali ich, idących ramię w ramię, otoczonych radosną energią. Hubert był wdzięczny za tak lojalnego i troskliwego przyjaciela, a Tomasz był pełen podziwu dla siły i mądrości Huberta.

W tej spokojnej okolicy przyjaźń między Tomaszem a Hubertem nadal rosła i kwitła, świadcząc, że wiek to tylko liczby, a autentyczne połączenia mogą przekraczać granice czasu. Hubert znalazł w Tomaszu cennego towarzysza życia, podczas gdy Tomasz odnalazł w

Hubercie niewyczerpane źródło inspiracji i mądrości. Ich przyjaźń była żywym dowodem, że nie ma ograniczeń wiekowych dla nawiązywania głębokich więzi i wzajemnego wsparcia w życiowych wzlotach i upadkach.

I tak, mimo mijających pór roku i upływających lat, Tomasz i Hubert nadal dzielili ze sobą cenne chwile, wzbogacając życie każdego z nich niezachwianą przyjaźnią.

Koniec

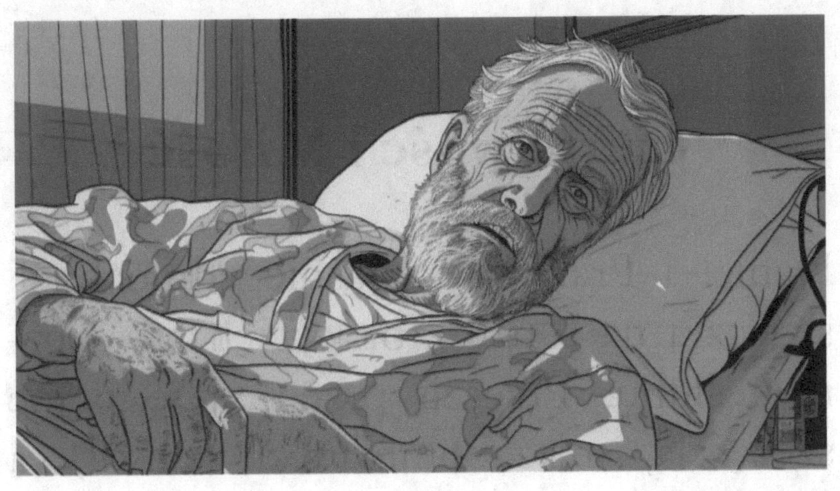

Jak Tomasz poznał Huberta?

Opowiedz o swoim osobistym doświadczeniu, w którym rozwinąłeś przyjaźń międzypokoleniową.

Jakie aktywności lubisz dzielić ze swoimi młodszymi lub starszymi przyjaciółmi?

Cierpliwość i Miłość

Daniel i Françoise właśnie zdmuchnęli świeczki na torcie z okazji ich 50. rocznicy ślubu. Przeszli przez życie pełne szczęścia, niezapomnianych chwil, a nawet wyzwań, które ich umocniły. Ich splecione palce świadczyły o niezachwianej solidarności i niezłomnej miłości.

Jednak na horyzoncie pojawił się cień. Daniel ostatnio zaczął zapominać o spotkaniach. Czasem miał trudności ze znalezieniem odpowiednich słów, co było nietypowe dla zwykle rozmownego mężczyzny, i ostatnio zgubił się podczas spaceru z psem.

Diagnoza była nieubłagana: cierpiał na chorobę, która stopniowo pozbawi go wspomnień i chwil spędzonych z jego drogą żoną, Françoise.

Po ogłoszeniu diagnozy, Françoise była zdruzgotana. Widziała wiele reportaży telewizyjnych i nie mogła sobie wyobrazić życia bez swojego męża. Ale bardziej niż wszystko, przerażała ją utrata ich wspólnej historii i miłości.

Pewne słoneczne popołudnie, podczas gdy oddawali się swojej wspólnej pasji w ogrodzie, zapach świeżo kwitnących kwiatów łaskotał ich nozdrza. Daniel nagle zastygł, zauroczony dojrzałymi, soczystymi pomidorami, które dumnie wznosiły się przed nim, czekając na zerwanie. Łzy zaczęły spływać po jego policzkach, mieszając się z kroplami rosy delikatnie osadzającymi się na otaczających zielonych liściach.

Przerażona Françoise poprosiła Daniela o wyjaśnienie, starając się zrozumieć, co działo się w jego umyśle. Początkowo milczał, jakby słowa uciekały mu z ust.

Następnie, łamanym głosem, odpowiedział: "Na chwilę zapomniałem, dlaczego tu jesteśmy! Tak bardzo boję się wszystkiego zapomnieć."

Françoise szybko się pozbierała: nie było mowy o poddawaniu się. Postanowiła być filarem i punktem oparcia dla Daniela, zachowując do końca to, co ich łączyło przez tak długi czas.

Z cierpliwością, determinacją i wytrwałością, Françoise postanowiła codziennie siadać w ogrodzie ze swoim mężem, opowiadając mu o ich przeszłości. Nieustannie i zawsze z tą samą pasją opowiadała o ich pierwszym spotkaniu, o wszystkich ważnych momentach z ostatnich lat, o życiu ich dzieci i wnuków, o wspólnych podróżach...

Słowa Françoise były jak pędzle malujące żywe obrazy w umyśle Daniela. Opisywała ich pierwsze spotkanie z niezwykłą dokładnością: upojny zapach kwiatów w parku, radosny dźwięk bawiących się dzieci w oddali, i nieśmiały blask ich uśmiechów, kiedy po raz pierwszy się spotkali. Każdy szczegół sensoryczny był starannie oddany, przenosząc Daniela w czasie i przestrzeni, pozwalając mu ponownie przeżywać te magiczne chwile.

Françoise, nigdy nie brakująca pomysłów, jak wspierać swojego męża, postanowiła wykorzystać swoje artystyczne zdolności. Zaczęła tworzyć album, który opowiadał ich życie. Odnalazła nawet listy miłosne, które wymieniali w młodości.

Ich miłość była latarnią świecącą w ciemności choroby. Razem trzymali się każdej chwili teraźniejszości, tworząc nowe wspomnienia do pielęgnowania. Codziennie, pomimo przeszkód i niepewności, Daniel znajdował pocieszenie w czarującym głosie Françoise, w upojnych zapachach ich ogrodu i wizualnych skarbach ich albumu.

Byli zjednoczeni miłością, która przekraczała granice pamięci, miłością, która miała trwać ponad czas

Koniec

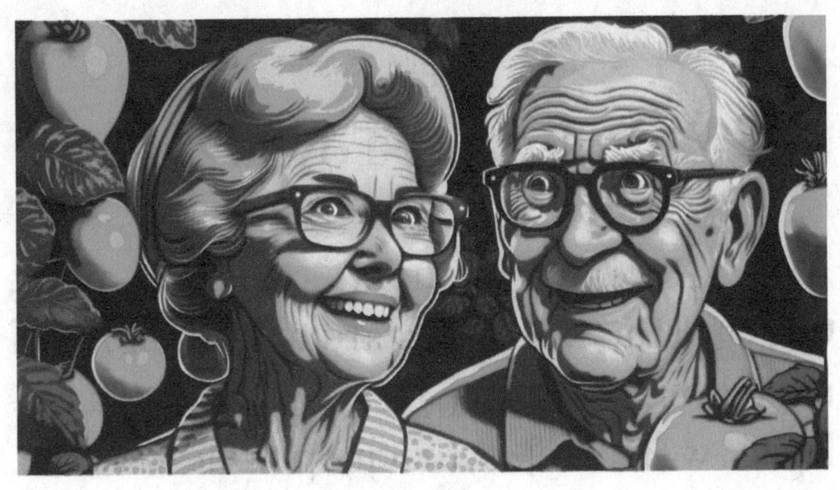

Ile lat małżeństwa świętowali Daniel i Françoise?

Co robiła para, kiedy Daniel miał moment zapomnienia w ogrodzie?

Czy możesz opisać moment, kiedy w niezapomniany sposób zadbałeś o swojego współmałżonka?

Arachnofobia i Towarzystwo

Ania głęboko kochała swojego męża, Grzegorza. Był on czarującym, silnym i męskim mężczyzną, na którym mogła polegać w każdej sytuacji, prawie zawsze. Grzegorz miał bowiem panikę przed pająkami, nawet tymi najmniejszymi.

Ta fobia czasami tworzyła zabawne i dziwaczne sytuacje, ale pozostawała problemem w ich codziennym życiu.

Ania próbowała mu pomóc przezwyciężyć ten niekontrolowany strach. Konsultowali się ze specjalistami, psychologami i behawiorystami, ale nic nie wydawało się działać. Dla Grzegorza niemożliwe było współistnienie w tym samym pomieszczeniu z tymi "potworami". On, silny mężczyzna, stawał się trzęsącą się dziewczynką za każdym razem, gdy te ośmionogie bestie pokazywały swój pysk.

Podczas wakacji w wynajętym domku na wsi Grzegorz szykował się do wzięcia prysznica. Otwierając zasłonę, zobaczył to, co mogło być jego największym koszmarem: ogromnego, włochatego pająka. Przenikliwy krzyk, który wydał, natychmiast zaalarmował Anię. Gdy weszła do łazienki, znalazła swojego męża wspiętego na bidet, trzęsącego się ze strachu, błagającego ją, by pozbyła się zwierzęcia.

Chociaż rozumiała, że fobii nie łatwo jest panować, Ania uznała, że czas wziąć byka za rogi. Zdecydowała więc, że nie interweniuje i pozwoli Grzegorzowi samemu sobie poradzić.

W łazience panowało przytłumione światło, atmosfera była pełna ciepła. Grzegorz stał nieruchomo, z napiętymi mięśniami, drżącymi rękami ściskającymi krawędź bidetu.

Pająk, ze swoimi włochatymi nogami i imponującym ciałem, wydawał się przybierać niewspółmiernie duże rozmiary w jego umyśle. Każdy szczegół arachnida był podkreślony: delikatne wzory na jego odwłoku, cienkie włoski, które delikatnie poruszały się wraz z ruchem powietrza. Intensywność strachu Grzegorza była wyczuwalna, mieszając się z subtelnym zapachem mydła i lekką wilgotnością otoczenia.

Grzegorz tego dnia nie wziął prysznica!

Następnego dnia, to w kuchni nowy pająk postanowił go torturować. Tym razem, wiedząc, że jego żona nie przyjdzie z pomocą, zdecydował się po krzyku i bieganiu we wszystkich kierunkach, chwycić za miotłę i go zlikwidować. Był wstrząśnięty, ale mimo wszystko pokonał wroga!

Później tego dnia, Grzegorz i Ania wybrali się na wędrówkę. Szli kilka godzin, ciesząc się piękną pogodą i wspaniałymi widokami, które się przed nimi roztaczały. Ale Grzegorz był czujny na każdy podejrzany dźwięk czy ruch, który mógł zdradzić obecność arachnida.

Ania zaczęła się śmiać i zauważyła, że strach przed pajakami uniemożliwia jej drogiemu mężowi cieszenie się pięknem, które ich otaczało. Ta uwaga skłoniła Grzegorza do refleksji.

Podczas reszty wakacji Grzegorz postawił sobie za cel przezwyciężenie tego strachu. Działo się to małymi krokami. Najpierw obserwował je z dystansu, próbując kontrolować oddech, gdy je widział.

Potem próbował zbliżyć się do nich powoli i musiał stwierdzić, że nic się nie działo. Wyraźnie nie miały żadnego zainteresowania jego osobą i po prostu były.

Po powrocie do domu Grzegorz nie pozbył się swojej fobii, ale nauczył się z nią żyć. Nie chciał dłużej cierpieć. Kontynuował więc pokonywanie swojego irracjonalnego strachu i zaczął cieszyć się życiem bardziej spokojnie.

Koniec

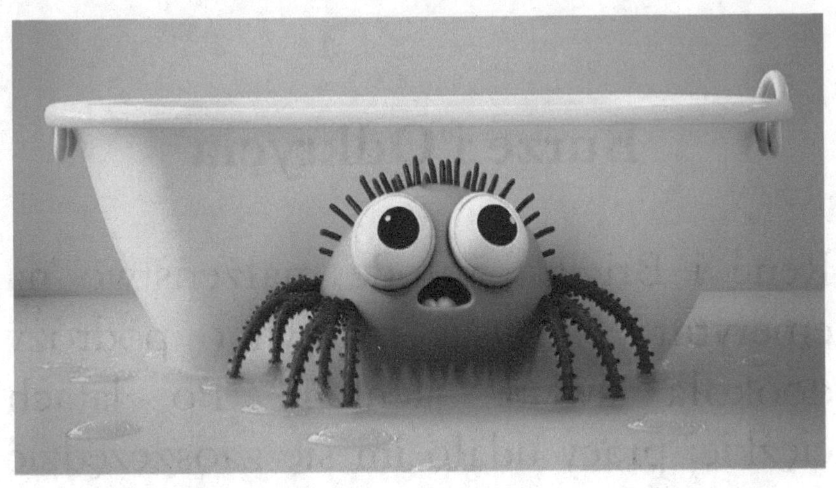

Czego bał się Guy?

Jak nazywa się fobia przed pająkami?

Gdzie Guy zobaczył ogromnego, włochatego pająka?

Czy masz jakieś fobie? Jak próbujesz je przezwyciężyć?

Burze i Odkrycia

René i Brigitte, młode małżeństwo na emeryturze, zawsze marzyli o podróży dookoła świata jachtem. Po latach ciężkiej pracy udało im się zaoszczędzić wystarczająco dużo pieniędzy, aby nabyć przepiękny żaglowiec, któremu nadali nazwę „Przygoda".

René był silnym i zdecydowanym mężczyzną, a Brigitte była bardziej marzycielska i delikatna. Oboje byli bardzo podekscytowani możliwością wyruszenia w końcu w podróż i zobaczenia, co świat ma im do zaoferowania, nigdy wcześniej nie opuszczając swojego rodzinnego regionu.

Gdy nadszedł wreszcie dzień wyjazdu, lekki wiatr muskał ich twarze, kiedy kierowali się w stronę wysp Południowego

Pacyfiku. Poranne słońce rozświetlało niebo na jasnoniebiesko, tworząc oszałamiający kontrast z spokojnymi i krystalicznie czystymi wodami rozciągającymi się przed nimi.

Ich żaglowiec był doskonale wyposażony, żagle napęczniały od łagodnej bryzy, a pod ich stopami czuli delikatne wibracje, gdy silnik delikatnie się uruchamiał.

Brigitte przygotowała pyszne ciasto jabłkowe na ich wyjazd, wypełniając powietrze słodkim aromatem, który budził ich kubki smakowe i wspomnienia z dzieciństwa. Z radością dzielili się nim na pokładzie swojej łodzi, chrupkość ciasta łącząc się z miękkością jabłek przy każdym kęsie.

Jednak kilka dni później wybuchła straszliwa burza. Niebo, które wcześniej było spokojne, zamieniło się w ciemne i groźne płótno, rozdzierane błyskawicami. Wiatr, dziki, zaczął wiać z przerażającą intensywnością, sprawiając, że liny piszczały, a żagle trzaskały z taką siłą, że łódź zdawała się walczyć z wściekłym zwierzęciem. Fale, ryczące jak poruszające się góry, uderzały w statek ze wszystkich stron, rozpryskując słoną wodę, która uderzała w ich twarze i przemaczała ubrania.

René i Brigitte byli przerażeni. Jednak zachowali zaufanie do swojej łodzi oraz do swoich umiejętności żeglarskich. Utrzymali kurs i udało im się przetrwać to wyzwanie.

Jednak burza poważnie uszkodziła ich łódź i musieli zacumować na małej wyspie, która cudownie pojawiła się przed nimi.

Mimo bariery językowej, spotkali tam niezwykle serdecznych ludzi, gotowych im pomóc.

Po kilku dniach naprawiania żaglowca z życzliwą pomocą mieszkańców, René i Brigitte wykorzystali okazję, aby zbadać wyspę. Ich kroki prowadziły przez bujną roślinność, gdzie każde dotknięcie liścia uwalniało unikalny i odurzający zapach.

Miguel, jeden z rybaków z wioski, która ich przyjęła, zaproponował, że dołączy do nich w kolejnych etapach ich podróży. Możliwość skorzystania z jego doświadczenia marynarza i wszystkich niesamowitych historii, które sam przeżył podczas swoich morskich podróży, była prawdziwym skarbem. Był prawdziwą inspiracją dla René i Brigitte.

Ostatecznie rozstali się po kilku dniach wspólnej żeglugi. Kontynuowali swoją podróż, spotykając nowych ludzi i odkrywając nowe kultury. Każdy dzień był zachwytem.

Po miesiącach podróży w końcu wrócili do domu, bogatsi o doświadczenia i wspomnienia. Ta podróż była czymś więcej niż zwykłą przygodą; była okazją do wzrostu i odkrycia zdolności adaptacyjnych, o których istnieniu nawet nie podejrzewali.

Życie jest pełne doświadczeń i niespodzianek. Ważne jest, aby cieszyć się każdą chwilą i nigdy nie rezygnować z marzeń. Przeszkody na drodze pomagają stać się silniejszym, nie bojąc się nieznanego.

Koniec

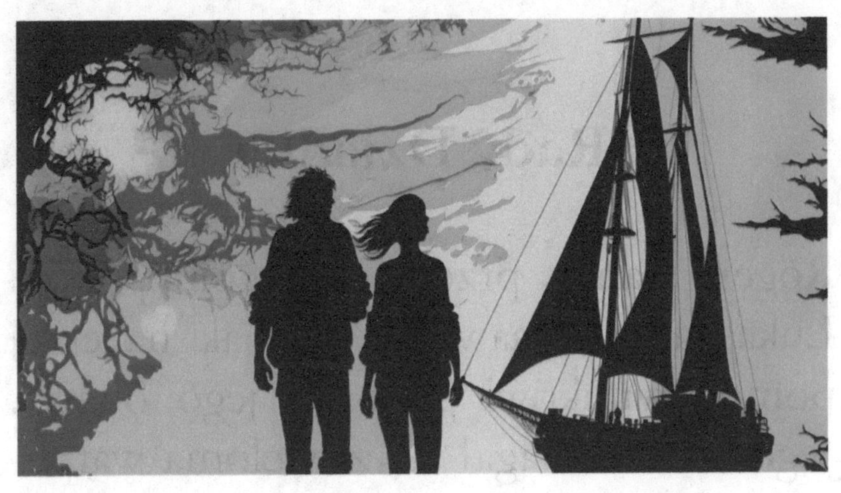

Jak nazywa się łódź René i Brigitte?

Gdzie żeglowali podczas swojej podróży łodzią?

Podziel się doświadczeniem podróży, które miało wpływ na twoje życie.

Rady Dziadka

Roger stanął przed drzwiami pokoju Łukasza, zastanawiając się, jak najlepiej pomóc wnukowi pokonać jego obawy. Jego wnuk zmagał się z wieloma wątpliwościami i lękami dotyczącymi jego przyszłości oraz zbliżającego się rozpoczęcia studiów.

Łukasz, leżący na łóżku, był pogrążony w myślach, jego błękitne oczy odbijały pewną smutek. Lekka bryza przelatywała przez uchylone okno, niosąc ze sobą melodyjne śpiewy ptaków w ogrodzie.

— Co się dzieje, Łukaszu? — zapytał dziadek, siadając obok niego.

— Jestem zdenerwowany, Dziadku. Nie wiem, czy jestem gotów na uniwersytet.

Boję się, że mi się nie uda i że nie znajdę swojego miejsca.

— Jesteś inteligentnym i utalentowanym chłopakiem, Łukaszu. Masz wszystko, co potrzebne do sukcesu, a jeśli poczujesz się zagubiony, zawsze będę tutaj, aby ci pomóc.

Aby pomóc mu zbagatelizować sytuację, Roger zaczął opowiadać Łukaszowi o własnych wątpliwościach i doświadczeniach z młodości.

— Wiesz, że w twoim wieku byłem dość nieśmiały? — powiedział, mieszając mu włosy. Miałem trudności z nawiązywaniem znajomości i to sprawiało mi wiele zmartwień. Gdy zacząłem studia, byłem przerażony. Ale ostatecznie poznałem przyjaciół, ludzi, w których towarzystwie czułem się swobodnie i mogłem swobodnie się wyrażać. Nawet po tylu latach nadal utrzymujemy kontakt.

— Naprawdę? Boję się, że nie będę miał przyjaciół, a mówienie przed ludźmi, których nie znam, nie jest dla mnie łatwe!

— Wiesz, ja też nie czułem się zbyt swobodnie, wyrażając się publicznie. Pewnego dnia, kiedy musiałem wygłosić przemówienie przed kolegami, byłem tak zdenerwowany, że całkowicie zapomniałem mojego tekstu. Musiałem improwizować na żywo, przed wszystkimi!

— O, jakie wstyd, odparł Łukasz, uśmiechając się. Trudno mi cię sobie wyobrazić w takiej sytuacji, zawsze wydajesz się taki pewny siebie.

— Tak, to prawda. Pracowałem nad sobą, żeby to osiągnąć. Brałem udział w zajęciach teatralnych, aby nauczyć się dobrze wyrażać, kontrolować mój głos i gesty. Ćwiczyłem także techniki oddychania i relaksacji, aby uspokoić moje lęki i stres. Ale najważniejsze, Łukaszu, to umiejętność dystansowania się od sytuacji i deprecjonowania ich. Każdy, kto rozpoczyna tę nową przygodę, jaką jest uniwersytet, odczuwa te same obawy, co ty — wyjaśnił z przekonaniem.

— Tak, chyba masz rację. Dziękuję, że się tym ze mną podzieliłeś — odpowiedział Łukasz, czując się nieco pocieszony.

W kolejnych dniach Roger kontynuował rozmowy z Łukaszem, dzieląc się własnymi doświadczeniami i uważnie słuchając jego obaw.

Opowiedział mu również, jak trudno było mu znaleźć swoje miejsce w świecie pracy po studiach. Próbował różnych zawodów, ale w żadnym nie czuł się dobrze. Ostatecznie, decydując się na podążenie za swoją pasją do pisania, zaczął pracować w dziennikarstwie. Później stał się znanym i cenionym pisarzem.

Te rozmowy pozwoliły Łukaszowi poczuć się nieco pewniej co do swojej przyszłości. Teraz czuł się lepiej przygotowany do stawienia czoła nadchodzącym wyzwaniom, rozumiejąc, że nie ma sensu nakładać na siebie zbyt dużego nacisku. Po prostu musiał podążać swoją drogą, ufać swojej pracy i losowi

Koniec

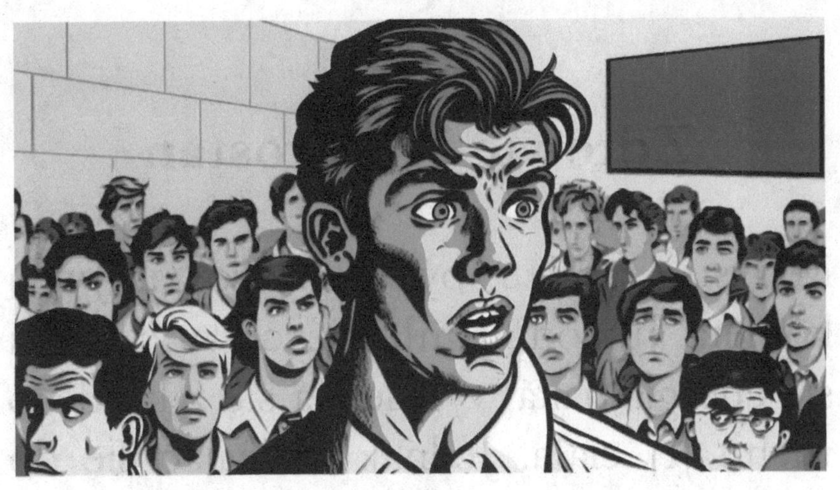

Dlaczego Łukasz jest zdenerwowany?

Jakie rozwiązania Roger zaproponował Łukaszowi, aby lepiej wyrażał się publicznie?

Opowiedz o ostatnim razie, kiedy musiałeś mówić publicznie.

Zdrowie i Dobrostan

Marysia zawsze była bardzo aktywną kobietą. Już od najmłodszych lat cieszyła się energią, jaka wydzielała się z każdego ruchu jej ciała. Jednak zbliżając się do pięćdziesiątki, zaczęła odczuwać uporczywe zmęczenie, jakby ciężar lat zaczął spowalniać jej ducha i ciało.

Znaki zmęczenia pojawiały się coraz częściej. Wchodzenie po schodach nie było już prostą formalnością, ale prawdziwym wyczerpującym wyzwaniem. Nawet torby z zakupami wydawały się cięższe, ich uchwyty wbijały się w jej delikatną skórę. Dodatkowo, wstawanie z krzesła stało się próbą, jej nogi niechętnie jej słuchały. W nocy, jej umysł wirował w oceanie bezsenności, lękliwe myśli tworzyły ścisły węzeł w jej brzuchu.

Aby zaradzić temu, postanowiła wziąć sprawy w swoje ręce, zaczynając od wizyty u lekarza. Ten, po przeprowadzeniu kilku badań, nie znalazł nic niepokojącego. Wszystko, czego potrzebowała, to wprowadzenie do swojego życia niewielkiej aktywności fizycznej, aby poprawić swoje zdrowie i jakość życia.

Początki były trudne. Marysia zmagała się, by odnaleźć motywację i włączyć ćwiczenia fizyczne do swojej codziennej rutyny. Zacząła skromnie, wychodząc na spacery z psem, chłonąc świeże poranne powietrze. Każdy krok odbijał się w jej nogach, a natura łaskotała jej zmysły kojącymi dźwiękami ptaków i zapachami wilgotnej ziemi.

Jednak te małe działania wydawały się niewystarczające, by obudzić jej zdrętwiałe ciało.

Zaczęła więc szukać aktywności, które mogłaby wykonywać w grupie, z innymi ludźmi. Zapisała się na zajęcia z jogi i aqua aerobiku oraz dołączyła do grupy wędrówkowej w swojej miejscowości.

Pewnego dnia, podczas zajęć z jogi, Marysia zauważyła kobietę, która wydawała się mieć trudności. Po zajęciach znalazła czas, by porozmawiać z nią. Nazywała się Ania i cierpiała na przewlekłą chorobę, która uniemożliwiała jej wykonywanie niektórych ćwiczeń.

Marysia poczuła sympatię do Ani i zaczęły wzajemnie się wspierać, szukając sposobów na wykonywanie ćwiczeń bardziej dostosowanych do ich możliwości przy pomocy instruktora.

Na zajęciach z jogi każdy ruch był sensorycznym doświadczeniem. Miękkość maty pod bosymi stopami, uczucie relaksu i rozciągania w mięśniach, głębokie oddychanie, które uspokajało wirujący umysł. Kojące zapachy olejków eterycznych mieszały się z spokojną atmosferą, tworząc przestrzeń sprzyjającą introspekcji i uzdrawianiu.

Aqua aerobik oferował orzeźwiające zanurzenie w wodnym świecie. Marysia pozwalała się unosić uczuciu lekkości w wodzie, gdzie każdy ruch był wzmacniany, a jednocześnie łagodzony przez płynny opór.

Stopniowo obie poczyniły postępy. Marysia zauważyła, że jej kondycja fizyczna się poprawiła i miała więcej energii na codzienne aktywności.

Ania była zachwycona możliwością uczestniczenia we własnym tempie i podziękowała Marysi za jej pomoc.

Marysia uświadomiła sobie, że zmiana nie zawsze jest łatwa, ale mimo wszystko warto. Małe kroki, które podjęła, miały znaczący wpływ na jej ogólne zdrowie i samopoczucie.

Odnalazła motywację i energię dzięki nowej rutynie i nowym przyjaciołom, czując się silniejsza i zdrowsza niż kiedykolwiek wcześniej.

Koniec

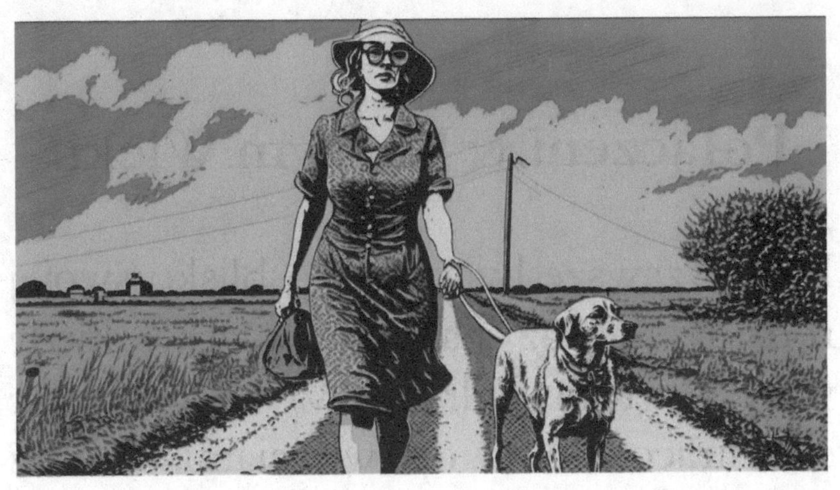

Jakie aktywności wybrała Maryse, aby poczuć się lepiej?

Jakie oznaki zmęczenia odczułeś z upływem lat?

Jaką aktywność fizyczną lub sport uprawiałeś w grupie?

Połączeni w Każdym Wieku

Liliana zawsze była bardzo blisko swojej rodziny. Wciąż pamiętała czasy, kiedy wszyscy gromadzili się przy stole, dzieląc się śmiechem i opowieściami. Ale z biegiem lat zauważyła, że te cenne chwile stawały się coraz rzadsze.

Jej dzieci wszystkie przeprowadziły się za pracą i już nie mieszkały w okolicy. Co więcej, były bardzo zajęte swoim życiem rodzinnym i nie znajdowały czasu, aby ją odwiedzać. Ta sytuacja sprawiała, że czuła się samotna i izolowana.

Próbowała utrzymywać kontakt, dzwoniąc od czasu do czasu, ale zawsze miała wrażenie, że przeszkadza im w ich codzienności. Wtedy postanowiła znaleźć nowy sposób komunikacji z nimi, zwracając się w stronę nowych technologii.

Liliana zaczęła od zakupu laptopa. Początkowo miała trudności z orientacją na ekranie i zrozumieniem, jak działa myszka.

Na początku jasno świecący ekran komputera wydawał jej się obcy i onieśmielający. Niezgrabnie obchodziła się z myszką, desperacko próbując zrozumieć, jak jej używać. Dźwięk klikania myszki i klawiatury rozbrzmiewał w pomieszczeniu, podczas gdy starała się opanować te nowe narzędzia.

Liliana podjęła naukę na własną rękę, korzystając z książek i tutoriali online. Godziny zamieniały się w dni, dni w tygodnie, i zaczęła nabierać pewności w swoich umiejętnościach technologicznych. Oczywiście, po drodze zdarzały się błędy. Czasami naciskała złe przyciski, przypadkowo kasując e-maile, które starannie napisała. Na jej komputerze pojawiały się również wirusy, niczym nieproszeni intruzi, którzy wdzierają się w święte przestrzenie.

Ponadto, wiele problemów z połączeniem spowalniało jej laptopa. Nie mogąc sobie z nimi poradzić samodzielnie, zwróciła się o pomoc do swojego sąsiada Juliana, eksperta od informatyki. Ten szybko znalazł rozwiązania dla wszystkich problemów Liliany i nauczył ją, jak zapobiegać ich powtórzeniu.

Po wytrwałej nauce na własnych błędach, Liliana teraz śmiała się ze swoich dawnych wpadek.

Ten dotychczas nieznany jej świat stał się teraz ujarzmiony.

Liliana odkrywała z zachwytem ukryte skarby Internetu. Lubiła eksplorować nieskończone głębie sieci, gdzie każde kliknięcie otwierało drzwi do nowej wiedzy i nowych doświadczeń. Wysokiej rozdzielczości obrazy przenosiły ją do egzotycznych krajobrazów, podczas gdy wciągające wideo pozwalały jej poczuć ekscytację na żywo z koncertu.

Ale to, co dawało jej najwięcej radości, to możliwość pozostania w kontakcie z rodziną. Dzięki mediom społecznościowym mogła wymieniać się wiadomościami błyskawicznymi z dziećmi rozsianymi po całym kraju. Cieszyła się z pisania długich cyfrowych listów do swoich wnuków, dzieląc się historiami i radami, i była nagradzana ich szybkimi i entuzjastycznymi odpowiedziami.
Liliana nawet stworzyła profil na FaceDe-Booku, aby utrzymywać kontakt ze swoimi bliskimi, i odkryła aplikacje do gier online, które pomagały jej zabić czas.

Na tej fali zaczęła uczestniczyć w turniejach online z innymi graczami z całego świata.

Pomimo początkowych trudności, Liliana zdołała opanować nowoczesne technologie i używać ich efektywnie.
Znalazła sposób, aby pozostać w kontakcie ze swoją rodziną i cieszyła się zabawnym i rozrywkowym aspektem swojego nowego odkrycia. To sprawiło, że była szczęśliwa, mogąc komunikować się nie tylko ze swoimi bliskimi, ale także z ogółem świata.

Koniec

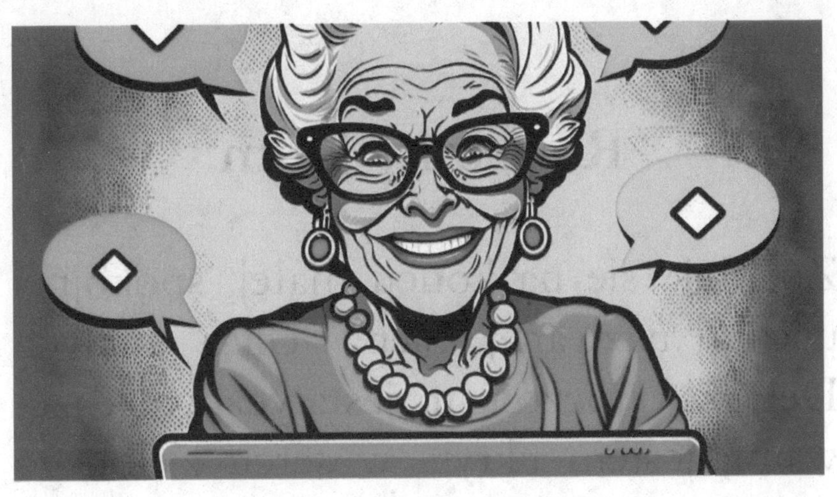

Dlaczego Liliana czuła się odizolowana?

Dlaczego Liliana poprosiła sąsiada o pomoc?

Którzy członkowie Twojej rodziny są od Ciebie najbardziej oddaleni? Jak utrzymujesz z nimi kontakt?

Rodzinny Dom

Znajduję się na końcu małej, spokojnej uliczki nazwanej Ślepa Ulica Białych Dębów. Otoczona majestatycznymi drzewami, jestem ukryta w sercu zielonego ogrodu pełnego pachnących i kolorowych kwiatów. Przechodnie często zatrzymują się, aby mnie podziwiać, urzeczeni wizualną harmonią i uwodzicielskimi zapachami, które emanują z mojego otoczenia.

Jestem domem rodziny Fontanny. Byłam świadkiem przemijania całych pokoleń i dyskretnym obserwatorem licznych wspomnień, historii i sekretów.

Z biegiem lat przeszłam wiele transformacji, remontów i napraw. Ale to historia mojego ostatniego remontu była najbardziej pamiętna.

To było kilka lat temu, kiedy moja rodzina zdecydowała się na całkowity lifting. Byłam podekscytowana perspektywą odzyskania mojej młodości i ponownego zabłyszczenia.

Do realizacji prac zatrudniono cały zespół. Stare meble i bibeloty, które przez dekady zbierały kurz, zostały usunięte. Dla mnie było to ulgą, że mogłam pozbyć się wszystkich tych niepotrzebnych rzeczy.

Prace rozpoczęto od dachu, ten balet błyszczących dachówek doskonale pasował do mojej sylwetki. Następnie przyszła kolej na ściany, ozdobione nową suknią w łagodnych i kojących kolorach. Podłogi i sufity, gładkie i nieskazitelne, zostały wypolerowane z dbałością o szczegóły, aby ujawnić ich naturalne piękno.

Wyposażono mnie we wszystkie nowoczesne technologie, aby życie mojej rodziny było wygodniejsze: cicha klimatyzacja na gorące letnie dni, zaawansowane urządzenia gospodarstwa domowego, które wydawały delikatny, melodyjny brzęk, całkiem nowy piec na pelety, który rozprowadzał ciepło miękkie i otulające, oraz wreszcie panele słoneczne, które łapały promienie słońca, zasilając moje nowe systemy energetyczne.

Ale pewnego dnia wszystko się zmieniło.

W trakcie prac remontowych nad miastem rozszalała się potężna burza. Wichury zerwały część mojego nowego dachu, pozwalając deszczowi przedostać się do środka. Moja rodzina była zrozpaczona.

Tydzień później w jednym z moich pokoi wybuchł pożar. Płomienie tańczyły z dzikością, tworząc wiry cieni na moich ścianach. Echo trzask

ów i skwierczenia wypełniało powietrze, podczas gdy ostry zapach dymu przenikał każdy zakątek mojego domu.

Dźwięk syren szybko rozbrzmiewał, zapowiadając przybycie strażaków, którzy dzielnie walczyli z piekłem, które ożyło we mnie.

Płomienie pochłaniały moje ściany, dewastując część mojej ukochanej struktury. Węgle drzewne skręcały się, jak kończyny dręczone bólem. Moja rodzina, zszokowana i smutna, była bezsilna w obliczu destrukcji mojego bytu.

Ale jestem silnym domem i nie poddałam się. Rzemieślnicy pracowali bez wytchnienia, dzień i noc, aby mnie naprawić. Zastąpili ponownie moje ściany i podłogi, i odbudowali moje pokoje z troską. Wreszcie, po tygodniach pracy, stałam się ponownie gościnna i prawie nowa.

Moja rodzina była zachwycona moim nowym wyglądem. Wypełnili moje pokoje nowymi meblami i dekoracjami, i zaczęli tworzyć nowe szczęśliwe wspomnienia w mojej nowej skorupie.

Pierwszym z nich było wesele Marii. Ceremonia odbyła się w ogrodzie, a ja zostałam na tę okazję udekorowana białym tiulem. Moja nowoczesna kuchnia była wypełniona przepięknymi zapachami przez cały dzień.
Ponownie, cieszyłam się, będąc cichym świadkiem tych szczęśliwych chwil, pełnych miłości.

Koniec

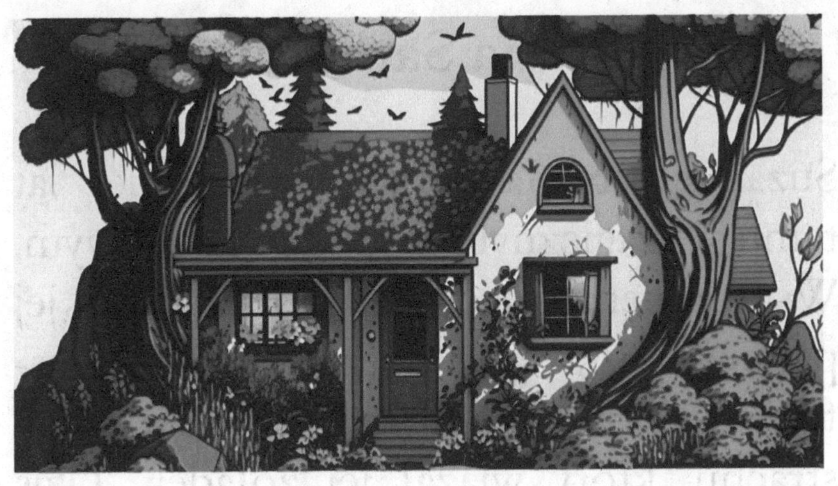

Jakie było pierwsze wydarzenie, które miało miejsce w domu po jego całkowitym remoncie?

Opisz dom/mieszkanie, w którym dorastałeś.

Jakie jest Twoje ulubione pomieszczenie w obecnym domu? Dlaczego lub dlaczego nie?

Mama Samotnie

Suzanna straciła swojego męża pięć lat temu w tragicznym wypadku drogowym. Wspomnienia tego dnia pozostały w jej pamięci, pisk opon ścierających się o asfalt, ostry zapach dymu i gorzki smak strachu, który wiązał jej żołądek. Dziś była samotną matką, zdecydowaną wychowywać samodzielnie swoje dwoje dzieci.

Codziennie Suzanna ciężko pracowała, aby zapewnić rodzinie środki do życia, ale końcówki miesięcy były często próbą. Ich oszczędności były skromne, a jedzenie stawało się rzadkością. Jednakże, z niezłomną determinacją, udało jej się mimo zmęczenia znaleźć dwa zatrudnienia, aby wiązać koniec z końcem. Rano była otoczona świeżym zapachem supermarketu, dźwięk skrzypiących wózków na płytkach podłogowych wypełniał jej uszy. Wieczorem znajdowała się w cichych biurach, zapach dezynfektantu unosił się w powietrzu, podczas gdy ona starannie wycierała każdą powierzchnię.

Jej dwoje dzieci, Camille i Yann, byli wspaniali. Robili wszystko, co w ich mocy, dla swojej mamy. Jednak mieli również własne wyzwania do pokonania. Camille, pomimo starań, miała trudności z nauką w szkole. Yann z kolei był bardzo aktywnym chłopcem i potrzebował dużo ćwiczeń. Często wychodził na zewnątrz, aby wykorzystać swoją energię do biegania. Suzanna robiła, co mogła, aby być obecna i pomagać im pokonywać te codzienne wyzwania.

Pewnego dnia, nieoczekiwanie dowiedziała się, że właściciel jej mieszkania zdecydował się je sprzedać. Nie mogąc sobie pozwolić na wykupienie swojego lokum, musiała bardzo szybko znaleźć nowe miejsce do życia.

Suzanna oszczędziła bardzo mało pieniędzy, a pomysł zebrania funduszy potrzebnych na kaucję za nowe mieszkanie przytłaczał ją. Stres ściskał jej skronie, a palpitujące napięcie sprawiało, że odczuwała bóle głowy. Prosiła o pomoc przyjaciół i rodzinę, ale nikt nie mógł jej pomóc w tej trudnej sytuacji. Dni mijały, a Suzanna przeglądała gazetę w poszukiwaniu rozwiązania, jej palce nerwowo przesuwając się po małych ogłoszeniach.

A wtedy jej

oczy zatrzymały się na ogłoszeniu, które wydawało się świecić jak promień słońca w ciemności. Julie szukała współlokatorki do swojego mieszkania. Nadzieja rozjaśniła serce Suzanny, oświetlając jej twarz nieśmiałym uśmiechem.

Suzanna nigdy wcześniej nie rozważała współdzielenia mieszkania. Ceniła swoją niezależność, ale musiała przemyśleć wszystkie dostępne opcje.

Współlokatorstwo pozwoliłoby jej dzielić koszty czynszu oraz rachunków i codziennych wydatków, co byłoby poważną oszczędnością! Mogła prawie poczuć, jak ciężar rachunków staje się lżejszy na jej ramionach, wyzwalającą uczucie, które pozwalało jej łatwiej oddychać.

Ale mieszkanie z nieznajomą stanowiło spore wyzwanie. Czy Julie byłaby osobą godną zaufania? Zaakceptowałaby współdzielenie swojego mieszkania z samotną matką? Jeśli zdecydowałaby się na tę przygodę, czy dogadałyby się co do sprawiedliwego podziału obowiązków domowych? Czy miałyby z dziećmi swoją własną przestrzeń?

Suzanna zdecydowała, że aby od-
powiedzieć na te pytania, najlepszym
rozwiązaniem będzie spróbować tej
nowej doświadczenia.

Po spotkaniu z Julie, z którą od razu
poczuła przyjacielskie porozumienie,
przeprowadziła się do nowego
mieszkania.

Współlokatorstwo okazało się być bardzo pozytywnym doświadczeniem.
Wszyscy zdołali zorganizować swoje
życie rodzinne w harmonijny i
ekonomiczny sposób, pokonując trudności z sukcesem.

Koniec

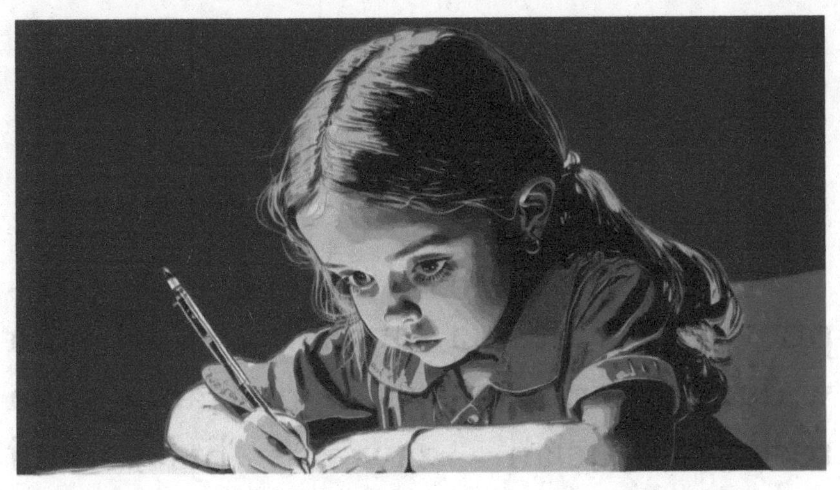

Ile dzieci musi wychować Suzanna?

Jak zginął jej mąż?

Co sądzisz o dzieleniu się? Argumenty za
i przeciw.

Słoik Złotego Miodu

Ach, pszczoły, te małe owady, prawdziwi wirtuozi zapylania, od których w dużej mierze zależy rozmnażanie wielu roślin. Lucjan zawsze był nimi zafascynowany. Już od młodych lat był oczarowany ich ciężką pracą i drobiazgową organizacją.

Po latach spędzonych na pracę w biurze, Lucjan postanowił poświęcić cały swój wolny czas pszczelarstwu. Znajdował w tym wielką pociechę po długich dniach pracy.

Na początek kupił kilka uli, które ustawił w swoim ogrodzie. Lubił spędzać godziny na obserwacji pszczół, czyszczeniu uli i zbieraniu własnego miodu.

Te małe stworzenia nie były tak łatwe do podejścia. Pomimo wszystkich środków ostrożności, jakie stosował, czasami mogły być niespokojne, zwłaszcza kiedy musiał zabierać im miód. Pszczoły brzęczały z niezwykłą intensywnością, wypełniając powietrze swoją wibracyjną obecnością.

Lucjan zawsze chronił się uważnie, otulając swoje ciało w grubą, ochronną kombinezon, który lekko łaskotał jego skórę. Z uwagą mocował welon swojego kasku na głowie, pozwalając tylko swoim oczom przebijać się przez drobną siateczkę. Słodki, miodowy zapach wypełniał powietrze, kiedy zbliżał się do uli.

Pewnego razu został kilkakrotnie ukąszony przez niezadowoloną pszczołę, która znalazła się w jego ochronnym kasku. Ból był dość ostry, zmuszając go do zdjęcia kasku, aby ją wypuścić. Został z kilkoma guzami na głowie, które były dowodem tego niefortunnego incydentu. Ale to nie zniechęciło go od jego pasji.

Obserwując je, Lucjan zauważył, że jego pszczoły komunikują się między sobą. Miały swój własny, tajemny język. Wykonywały ruchy taneczne i machania skrzydłami, by wskazać swoim towarzyszkom, gdzie znajdują się najpiękniejsze kwiaty. Pszczoły tańczyły z wdziękiem, wirując wokół innych, a ich skrzydła produkowały miękki, harmonijny brzęk, wypełniając atmosferę muzycznymi wibracjami.

Każda królowa w swoim ulu była jak królowa w swoim pałacu. Została wybrana przez swoje towarzyszki, kiedy jeszcze była larwą, a następnie karmiona królewską galaretką, aby mogła spełnić swoje przyszłe funkcje monarchini.

Z cierpliwością i wytrwałością Lucjan codziennie zachwycał się swoimi podopiecznymi. Doceniał ich ciężką pracę, co pomagało mu znaleźć trochę pocieszenia w jego dynamicznym życiu.

Pewnego dnia otrzymał zaproszenie na lokalny konkurs miodu. Lucjan nigdy nie uważał swojego miodu za coś wyjątkowego, ale postanowił spróbować swojego szczęścia. Pracował ciężko, dbając o to, by jego pszczoły produkowały jak najczystszy i najsmaczniejszy miód.

Tego dnia konkurencja była duża. Najwięksi producenci z regionu również przynieśli swoje produkty.

Lucjan stał dumnie przed swoim stoiskiem, jego słoiki miodu starannie ułożone. Kiedy otworzył jeden z słoików, uwalniając urzekający aromat, przestrzeń wokół niego wypełniła się słodką i kwiatową słodyczą. Każda kropla złotego miodu była płynnym skarbem, koncentracją

smaków kwiatów, które zostały tak
starannie oblatane przez jego oddane
pszczoły.

Rzucając się w wir konkurencji,
Lucjan zdołał wygrać „słoik złotego miodu”, nagrodę dla amatorskich pro-
ducentów, prawdziwe uznanie za
wyjątkową jakość jego miodu.

To symboliczne zwycięstwo
zachęciło go do dalszego działania.
Zdecydował się poświęcić wyłącznie
swoim pszczółom i porzucił swoją pracę.

Koniec

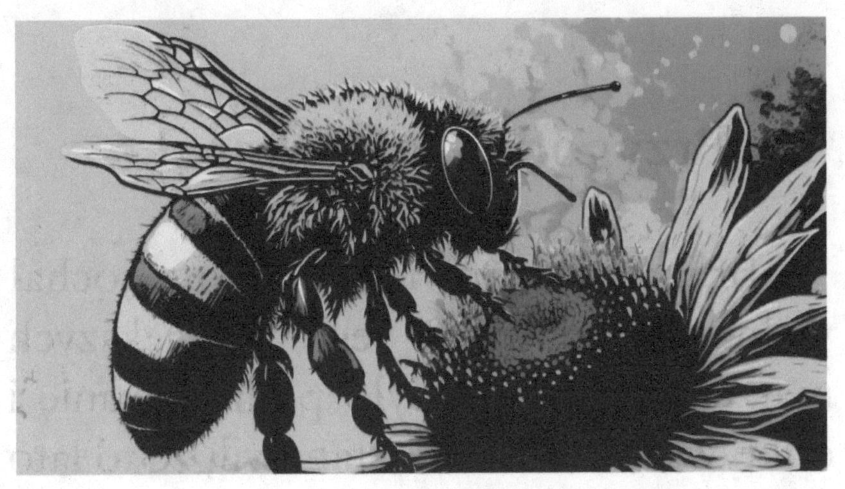

Gdzie **Lucjan** trzymał swoje ule?

Opowiedz nam o swoim udziale w konkursie.

Jak relaksujesz się po długim dniu pracy lub zajęć?

Przygoda Amerykańska

Bruno był człowiekiem, który kochał wolność. Jednym z jego największych marzeń od zawsze było podróżowanie i odkrywanie świata. Postanowił, że to lato będzie tym, podczas którego przemierzy Stany Zjednoczone kamperem, w towarzystwie swojego psa, labradora o imieniu Bucky. Była to przygoda, którą zawsze chciał przeżyć, ale do tej pory odkładał z braku czasu lub pieniędzy. Ale teraz, z zasłużoną emeryturą, nadszedł czas, aby spełnić swoje marzenie.

Bruno i Bucky objęli posiadanie kampera i wygodnie się w nim ulokowali przed rozpoczęciem swojej podróży. Przemierzali malownicze miasta, pola kukurydzy ciągnące się aż po horyzont, majestatyczne góry i jałowe pustynie. Ich

podróż była pełna różnorodnych spotkań. Spotykali ludzi z różnych środowisk.
Niektórzy byli emerytami jak Bruno, inni
młodymi wędrowcami.

Pewnego dnia, gdy Bucky biegał dookoła kampera, przyciągnął uwagę
przechodzących tamtędy turystów. Po za-
wołaniu go, ofiarowali mu ciastka dla
psów. Bucky, który uwielbiał uwagę,
zaczął okazywać im swoją radość w
bardzo demonstracyjny sposób, skacząc i
szczekając wszędzie. Bruno miał dużo
trudu, aby przekonać go do powrotu do
kampera. W nadziei na kolejny smakołyk,
Bucky uważnie obserwował turystów, aż
zniknęli z widoku.

Później, po dniu pełnym odkryć,
zatrzymali się na malowniczym kemp-
ingu, ukrytym w sercu zielonej doliny.
Drzewa wznosiły się majestatycznie
wokół nich, a ich gałęzie delikatnie
szumiały pod pieszczotą wiatru. Upijający

zapach sosny wypełniał powietrze, mieszając się z trzaskiem ogniska sąsiadów.

Bucky, nienasycony odkrywca, nagle zdecydował się na wyprawę do pobliskiego lasu bez uprzedzenia. Bruno wyruszył na jego poszukiwania. Chłód wilgotnego powietrza łaskotał mu policzki, a szum pobliskiego str

umienia zachęcał do eksploracji. Jego serce biło w rytmie mieszającym niepokój z ekscytacją z powodu odnalezienia swojego czworonożnego towarzysza.

Po pół godzinie, która wydawała się wiecznością, Bruno odkrył Bucky'ego leżącego na liściach, który mało przejmował się niepokojem swojego pana.

Innego dnia, planując spacer szlakiem pieszym, Bruno, który wcale nie miał zmysłu orientacji, zgubił drogę. Na szczęście mógł liczyć na swojego psa, by znaleźć właściwą ścieżkę. Bucky, jak zwykle, wydawał się nie martwić zbytnio. Był tylko podekscytowany i zadowolony z powrotu do kampera, aby znaleźć swoją dobrą miskę.

Po miesiącu niezapomnianych przygód, Bruno i Bucky w końcu dotarli do swojego docelowego miejsca: malowniczego małego przybrzeżnego miasteczka w Kalifornii. Słony powiew oceanu otulił ich, gdy wysiedli z kampera, niosąc ze sobą regularny szum fal i orzeźwiający zapach jodu. Miękki piasek łaskotał ich palce, gdy posuwali się po spokojnej plaży.

Siedząc obok siebie, obserwowali spektakularny zachód słońca. Odcienie złota i purpury rozpalały niebo, odbijając się na spokojnej powierzchni oceanu. Wiatr delikatnie muskał ich skórę, niosąc ze sobą zapach morskich alg i ciepłego piasku. Rytmiczne pluskanie fal mieszało się ze śpiewem mew, tworząc naturalną symfonię, która wypełniała powietrze.

Ich podróż była pełna niezapomnianych chwil, wyzwań do pokonania i nowych przyjaźni. Bruno podziękował Bucky'emu za bycie tak wiernym towarzyszem i za to, że uczynił tę podróż jeszcze bardziej niezapomnianą.

Życie samo w sobie jest podróżą, a nie celem, i każda chwila jest cenna.

Koniec

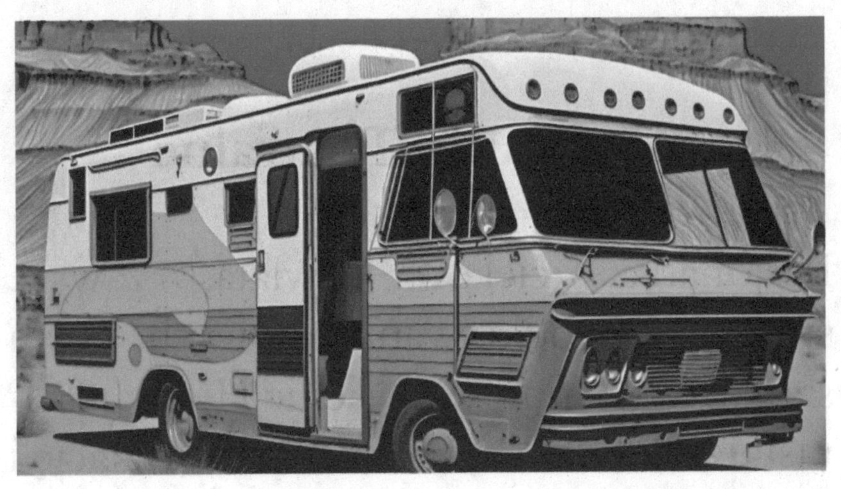

Co się stało, gdy Bucky przyciągnął uwagę wędrowców?

Jakie miałeś zwierzęta?

Opowiedz niezapomniane wspomnienie z zachodu słońca. Jakie były okoliczności?

Wyzwanie Teatralne

Pasjonatka, ciekawa świata, zawsze spragniona odkrywania nowych form sztuki, tak definiowała siebie Helena. Dorastała w rodzinie, która ceniła edukację i kulturę. W jej młodości słodkie zapachy starych książek i stłumiony dźwięk przewracanych stron budziły jej umysł spragniony wiedzy. Słoneczne popołudnia często były poświęcone na odwiedziny muzeów, gdzie mogła podziwiać mieniące się kolory obrazów i wdychać odurzający zapach świeżej farby.

Mimo to, Helena zawsze była nieśmiała i powściągliwa. Nigdy nie odważyła się zaangażować w działalność artystyczną, która tak bardzo ją obnażałaby, jak teatr.

Przez lata miała okazję oglądać liczne spektakle. Deski teatru wydzielały szczególny zapach, subtelne połączenie lakierowanego drewna i kurzu, który elektryzował jej zmysły za każdym razem, gdy wchodziła do sali.

Była zafascynowana sposobem, w jaki aktorzy, w swoich błyszczących kostiumach, poruszali się z gracją na scenie, ożywiając emocjonalnie naładowane postacie. Prawie mogła poczuć namacalne napięcie w powietrzu, gdy aktorzy wymieniali namiętne repliki.

Często zastanawiała się, jak to jest wcielić się w postać, czuć, jak serce przyspiesza, gdy słowa wypływają z jej ust. Marzyła, by jej głos rozbrzmiewał w sali, przyciągając uwagę publiczności swoimi gestami i grą aktorską.

Pewnego dnia, spacerując po parku, natknęła się na ogłoszenie amatorskiej grupy teatralnej szukającej nowych członków.

Po kilku wahaniach zdecydowała podążać za swoją intuicją i skorzystać z tej okazji, mówiąc sobie, że jeśli nie zrobi tego teraz, to nigdy.

Tak więc Helena pojawiła się na pierwszej próbie lokalnej trupy, trochę zdenerwowana, ale podekscytowana możliwością rozpoczęcia tej nowej przygody. Została ciepło przyjęta przez pozostałych członków trupy, którzy pomogli jej znaleźć swoje miejsce i nauczyć się podstaw teatru.

Pomimo swojego entuzjazmu, Helena początkowo zmagała się z graniem przed publicznością. Zaczęła wątpić w swoją zdolność do wiarygodnego przedstawienia swojej postaci.

Ponadto niektórzy członkowie trupy mieli trudności z zapamiętywaniem swoich dialogów. Helena, z jej miłością do czytania, znalazła sprytną metodę pomocy wszystkim w zapamiętywaniu ich kwestii, organizując sesje czytania scen.

Zorganizowała również wieczór zbiórki funduszy, aby zebrać pieniądze na część dekoracji.

Wszyscy ciężko pracowali i nigdy nie stracili motywacji, by zrealizować spektakl.

Gdy nadszedł wreszcie dzień "D", Helena miała motyle w brzuchu, ale czuła się gotowa.
Wskoczyła w swój kostium, czując, jak miękki materiał muska jej skórę. Obserwowała w lustrze delikatne detale swojej postaci, dopasowując każdy akcesorium z precyzją. Lekki zapach lakieru do włosów unosił się w powietrzu, dodając olfaktoryczny akcent do jej metamorfozy.

Publiczność entuzjastycznie oklaskiwała członków trupy.

Po spektaklu zebrali się, by świętować swój sukces, dzieląc się śmiechem, emocjami i anegdotami. Żywe rozmowy splatały się z dźwiękami brzęczących szklanek, tworząc symfonię radości i satysfakcji.
Był to prawdziwy sukces, który zachęcił ją do dalszego eksplorowania nowych horyzontów.

Koniec

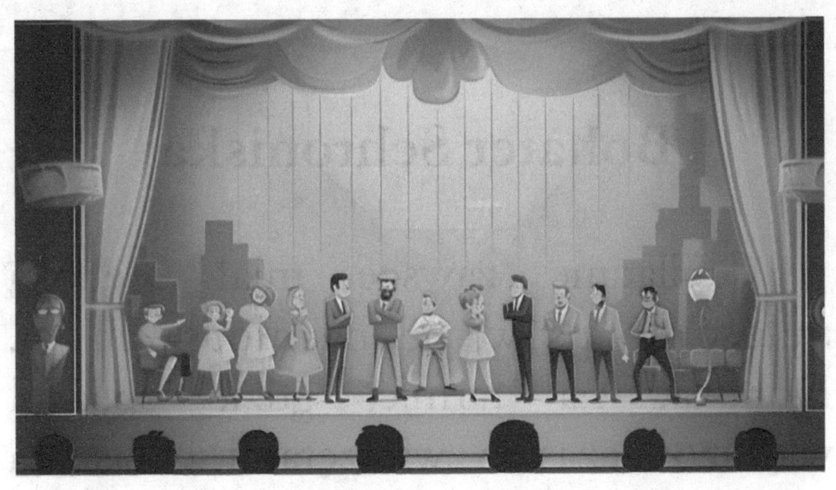

W jaki sposób Helena pomogła człon-
kom trupy zapamiętać ich kwestie?

Jaką działalność zorganizowała Helena,
aby zebrać pieniądze?

Czy jest jakaś działalność artystyczna,
której chciałbyś spróbować, gdy byłeś
młody, ale nigdy się nie odważyłeś?

Bohater Schroniska

Guillaume zawsze miał głęboką miłość do psów, od najmłodszych lat. Dorastał na farmie, gdzie spędzał większość czasu z zwierzętami, zwłaszcza z psami. Cenił ich towarzystwo, lojalność i zdolność do bycia wiernymi i ochronnymi towarzyszami.

Jednakże, życie nie było dla niego łatwe. Jego wzrok stopniowo pogarszał się na przestrzeni lat z powodu rzadkiej choroby oczu. Ta choroba zmusiła go do porzucenia pracy rolnika.

Ale Guillaume postanowił nie dać się pokonać przez swoją niepełnosprawność. Nauczył się żyć z tą ograniczonością, rozwijając swoje inne zmysły, aby pokonać trudności. Po konsultacji ze specjalistami, znalazł sposoby na adaptację do swojego środowiska, ale mimo wszystko musiał na nowo zdefiniować swoją przyszłość zawodową.

Pewnego dnia, Guillaume odkrył, że lokalne schronisko szuka pracownika do opieki nad psami. Pomimo wątpliwości co do swojej zdolności do wykonywania tej pracy z powodu ograniczonego wzroku, postanowił aplikować.

Po udanym rozmowie kwalifikacyjnej, Guillaume rozpoczął pracę w schronisku.

Psy, choć głośne, były wszystkie urocze. Radosne szczekanie rozbrzmiewało w powietrzu.

Musiał jednak stawić czoła wielkiemu wyzwaniu: orientacji w zatłoczonym wybiegu. Klatki były ustawione w symfonii metalowego brzęku, a zabawki dla psów leżały na ziemi, tworząc sensoryczny chaos trudny do rozszyfrowania.

Postanowił wykorzystać swoją kreatywność, aby znaleźć sposoby na zapamiętanie różnych miejsc przebywania psów.

Najpierw szczegółowo zapoznał się z układem schroniska i zapamiętał lokalizacje klatek i zabawek dla psów, a także obszary, gdzie psy mogły spacerować i bawić się.

Poświęcił również czas na poznanie zwyczajów i preferencji każdego psa, aby upewnić się, że wszystkie są dobrze opiekowane.

Guillaume opracował następnie system znaczników taktylnych, aby odróżnić różne typy psów. Stworzył etykiety dotykowe dla każdej klatki, używając różnych materiałów i tekstur do identyfikacji różnych psów.

Dzięki tym pomysłom udało mu się dostosować do pracy w schronisku i efektywnie opiekować się psami z zaangażowaniem i poświęceniem.

Pewnego dnia, gdy jeden z psów uciekł z wybiegu i udał się do pobliskiego lasu, Guillaume, wsłuchując się w otaczający go świat, usłyszał tłumione odgłosy kroków i szelest liści. Intuicyjnie wiedział, że pies skierował się do lasu. Z determinacją rozpoczął dokładne poszukiwania.

Każdy dźwięk stał się dla Guillaume kompasem, każde pęknięcie gałęzi i każdy podmuch wiatru wskazywały mu drogę. Jego palce przesuwały się po szorstkich korach drzew, szukając wskazówek, podczas gdy drzewny zapach wilgotnych liści łaskotał jego nozdrza.

Po godzinie eksploracji, jego wysiłki zostały nagrodzone. Znalazł zaginionego psa, skulonego pod krzakiem, którego szczekanie było pełne niepokoju. Guillaume uspokoił go kojącymi słowami i odprowadził z powrotem do schroniska.

Inni pracownicy byli pod wrażeniem jego bystrości i zaangażowania w opiekę nad zwierzętami.

Jego historia stała się inspirującym przykładem wytrwałości i odporności w obliczu przeciwności losu

Koniec

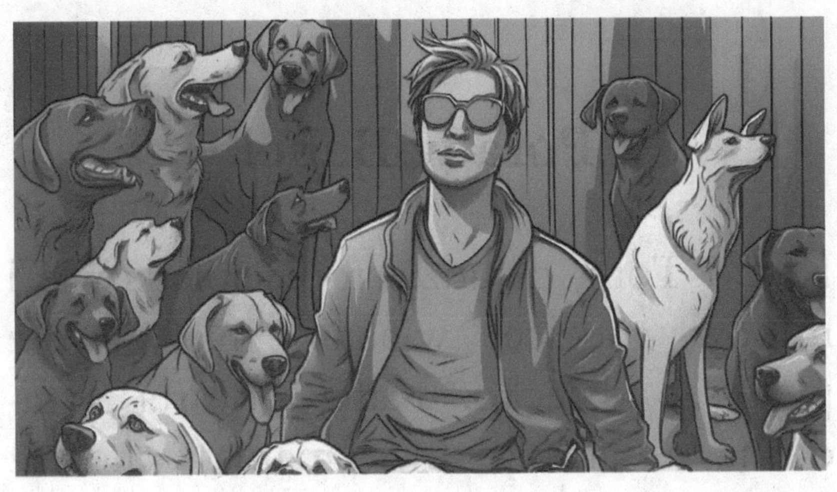

Czym zajmował się Guillaume, zanim stracił wzrok?

Jak Guillaume odnajdywał się w hodowli pomimo ograniczonego wzroku?

Czy kiedykolwiek miałeś psa w swoim życiu? Jeśli tak, jakie cechy doceniłeś w swoim psim towarzyszu?

Porady Babci

Kate i Tom, dwudziestopięciolatkowie i młodzi rodzice, właśnie mieli swoje pierwsze dziecko. Kate, otwarta i radosna, uwielbia być mamą, chociaż czasami znajduje życie z dzieckiem trudnym i wyczerpującym. Z kolei Tom jest spokojniejszy i bardziej opanowany, uważa przyjście ich dziecka na świat za ekscytującą przygodę.

Jednakże trzeba przyznać, że parze trochę trudno dostosować się do życia z dzieckiem. Przyjście na świat noworodka przyniosło wiele stresu naraz i, jak wielu nowych rodziców, nie otrzymali instrukcji obsługi.

Sobota to dzień zakupów dla młodej pary. Wchodząc do supermarketu, zdają sobie sprawę, że zapomnieli ulubionego smoczka ich dziecka, który pomaga mu się uspokoić i zasnąć. Aby zaoszczędzić czas i szybko wrócić do domu, decydują się podzielić zakupy. Tom bierze dziecko, aby znaleźć pieluchy, podczas gdy Kate zajmuje się resztą.

Podczas gdy Tom gorączkowo szuka pieluch w zatłoczonym sklepie, ich dziecko nagle zaczyna płakać niekontrolowanie. Płacz odbija się echem w jego uszach, brzmiąc jak dysonansowa melodia. Tom czuje, jak jego serce bije szybciej, a pot zbiera się na jego czole. Czuje się bezradny, nie wiedząc, co robić bez zbawiennego smoczka. Próbuje uspokoić dziecko kołysaniem, ale każdy gest wydaje się niewystarczający, zagłuszony przez łzy.

Wtedy delikatny zapach lawendy łaskocze jego nozdrza. Starsza pani zbliża się do niego, jej dobroczynna twarz rozświetlona uspokajającym uśmiechem.

Jej srebrne włosy, delikatnie pachnące, unoszą się wokół niej, wydzielając zapach macierzyńskiej mądrości. Nazywa się Gloria, kochająca babcia, która wychowała pięcioro dzieci i ma teraz dziesięcioro wnuków.

Korzystając ze swojego doświadczenia, Gloria sugeruje Tomowi, by znalazł spokojny kąt, aby dać dziecku trochę przestrzeni i spokoju. Tłumaczy, że jasne światła i głośne dźwięki sklepu mogą być przytłaczające dla tak małej istoty.
Duży chłopak jak on, zapewnia go, jest w stanie poradzić sobie z tą sytuacją. Radzi mu się zrelaksować i oddychać głęboko, aby nie przekazywać swojego stresu dziecku.

Pocieszony mądrymi słowami Glorii, Tom odzyskuje trochę spokoju, a jego dziecko również. Po podziękowaniu jej, spotyka się z Kate w sklepie i opowiada jej o swojej przygodzie.

Kate, początkowo trochę zakłopotana interwencją obcej osoby w tym trudnym momencie, ostatecznie jest wdzięczna Glorii za pomoc Tomowi.

Po powrocie do domu, Kate i Tom są ulżeni, widząc, że ich dziecko jest spokojne i uspokojone.

Uświadamiają sobie wówczas, jak ważne jest nie bać się prosić o pomoc, ponieważ zawsze są życzliwi i doświadczeni ludzie, którzy mogą zaoferować wsparcie.

Po wspólnej rozmowie decydują się pozostać otwarci na pomoc i porady innych rodziców i dziadków, kontynuując naukę i rozwój jako rodzice.

Z biegiem tygodni Kate i Tom wciąż otwierają się na rady i doświadczenia innych, tworząc wokół siebie wspierającą społeczność. Zdają sobie sprawę, że

rodzicielstwo to podróż pełna niedos-
konałości, ale także miłości i bezcennych
chwil.

Koniec

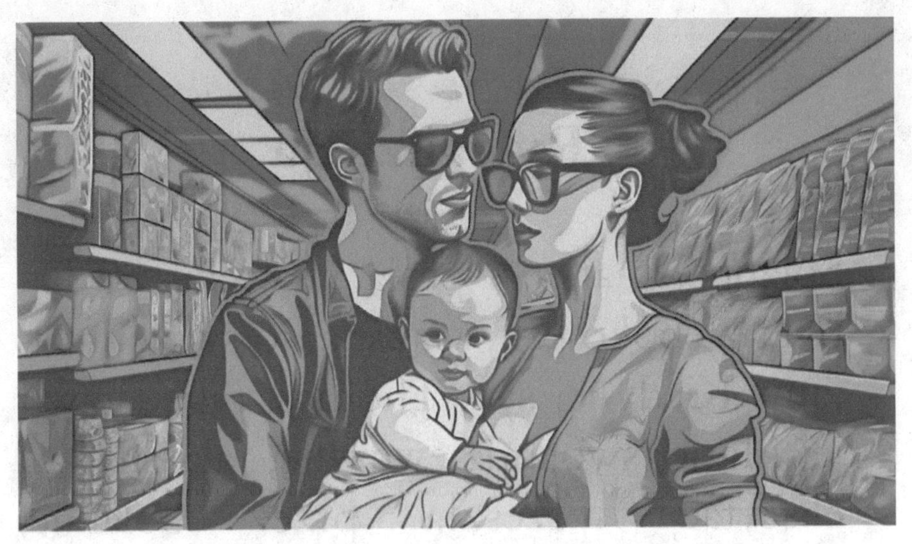# Jakie są imiona młodych rodziców?

Ile dzieci wychowała Gloria?

Jakiej rady udzieliłbyś młodym rodzicom, którzy właśnie urodzili swoje pierwsze dziecko?

Rywalizacja

Solange, matka z pasją w wieku 50 lat, była głęboko przywiązana do swojej rodziny. Kiedy jej syn, Thomas, przedstawił jej Marie, swoją dziewczynę, fala ciepła i ekscytacji przeszła przez Solange. Natychmiast została oczarowana przez Marie, młodą kobietę o wielkim pięknie, której aura życzliwości wydawała się otaczać każdy jej gest. Jej oczy iskrzyły inteligencją i delikatnością, a jej promienny uśmiech rozświetlał pokój.

Jednakże, gdy Thomas ogłosił, że on i Marie zamieszkają razem, dreszcz niepokoju przebiegł przez ciało Solange. Myśli burzliwe zalały jej umysł, a strach opanował jej serce. Pomysł utraty syna, ewolucji ich relacji i utraty uprzywilejowanej pozycji, którą zawsze miała w jego życiu, głęboko ją przerażał.

Początkowo Solange próbowała ignorować Marie, obawiając się, że ta zajmie jej miejsce w życiu syna. Ale im bardziej Solange odrzucała Marie, tym bardziej Thomas przywiązywał się do niej. Odczuwając, że jej relacja z synem jest zagrożona, Solange zdecydowała się zareagować i postarać się.

Początkowo niechętna spędzaniu czasu z Marie, Solange mimo wszystko zdecydowała dać jej szansę.

Początkowo miała trudności z uznaniem siebie za macochę. Bała się, że nie sprosta oczekiwaniom syna. Ale z czasem zaczęła czuć się bardziej komfortowo w swojej nowej roli.

Podczas rodzinnego wieczoru, Solange uważnie obserwowała Marie, jak przygotowuje tradycyjne danie z regionu, z którego pochodziła. Kuszące aromaty wypełniały kuchnię, łaskocząc nozdrza Solange i budząc jej apetyt.

Marie z pasją wyjaśniła, że ten przepis jest dziedzictwem rodzinnym, przekazywanym z pokolenia na pokolenie. Jej precyzyjne i pełne gracji gesty, sposób, w jaki mieszała składniki z miłością i oddaniem, rozbudzały zmysły Solange. Mogła prawie poczuć bogate i pikantne smaki tego starożytnego dania i poczuć historię mieszającą się z każdym kęsem.

Później Solange i Marie rozmawiały o wspólnych zainteresowaniach, takich jak czytanie i podróże. Podzieliły się nawet zabawnymi anegdotami ze swoich przeszłych przygód.
Z czasem Solange zaczęła doceniać zalety Marie, jej życzliwość, humor i dobroć. Zdała sobie sprawę, że jej syn miał szczęście, mając taką kobietę w swoim życiu.

Chociaż oznaczało to, że musi dzielić syna, Solange zrozumiała, że może wspierać ich relację bez konieczności konkurowania. Otworzyła się na Marie i zaczęła ją traktować jak członka rodziny, doceniając ją za to, kim jest, i sprawiając tym samym, że jej syn był szczęśliwy.

Solange ceniła anegdoty opowiadane przez Marie o jej synu. Przypomniała sobie raz, kiedy Marie przypadkowo wylała miskę płatków na głowę Thomasa podczas wspólnego śniadania. Marie śmiała się serdecznie, opowiadając historię, a Solange również uznała to za bardzo zabawne.

Solange zrozumiała, że miłość nie ogranicza się do jednej osoby, ale może przyjmować różne formy i rozkwitać w wielu relacjach. Otworzyła swój umysł na możliwość dzielenia miłości i szczęścia z Marie, bez poczucia rywalizacji.

Każde spotkanie z synową było okazją do odkrywania nowych aspektów jej osobowości, wzajemnego wzbogacania się i budowania szczerej przyjaźni.

Życie to zmiany, a Solange zdecydowała się przyjąć te przemiany z otwartym i kochającym sercem.

Koniec

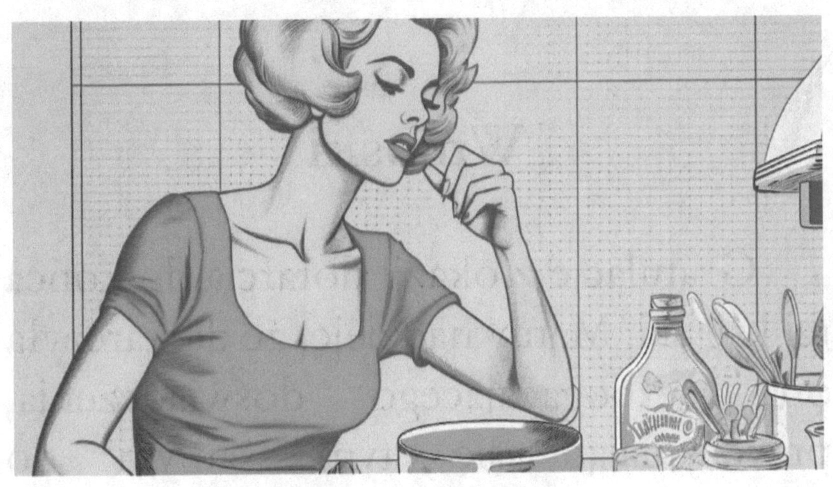

Dlaczego Solange była przerażona myślą o utracie syna?

Wymień tradycyjną potrawę ze swojego regionu. Czy znasz jej składniki?

Czy byłeś kiedyś w sytuacji, w której musiałeś podjąć wysiłek, aby sobie poradzić?

Wnioski

Gratulacje z okazji dotarcia do końca tej książki. Mamy nadzieję, że dostarczyła ona wzbogacającego doświadczenia, przyczyniając się tym samym do wzmocnienia Twojej pamięci.

Ta pamięć to cenny skarb, o który należy dbać. Pamiętaj, że żywi się ona nowymi doświadczeniami, wyzwaniami i emocjonalnymi połączeniami.

Mamy nadzieję, że "Sztuka Zapamiętywania" pozostanie cennym zasobem w Twojej drodze do pielęgnowania pamięci i przypominania sobie bogactwa Twoich życiowych doświadczeń.

Będziemy szczęśliwi mogąc poznać Twoją opinię na temat tej książki!

Nie wahaj się zostawić komentarza na Amazonie i podzielić się swoim doświadczeniem z czytania.
Twoja opinia jest dla nas cenna.

www.ingramcontent.com/pod-product-compliance
Lightning Source LLC
Chambersburg PA
CBHW012256240726
48656CB00007B/2404